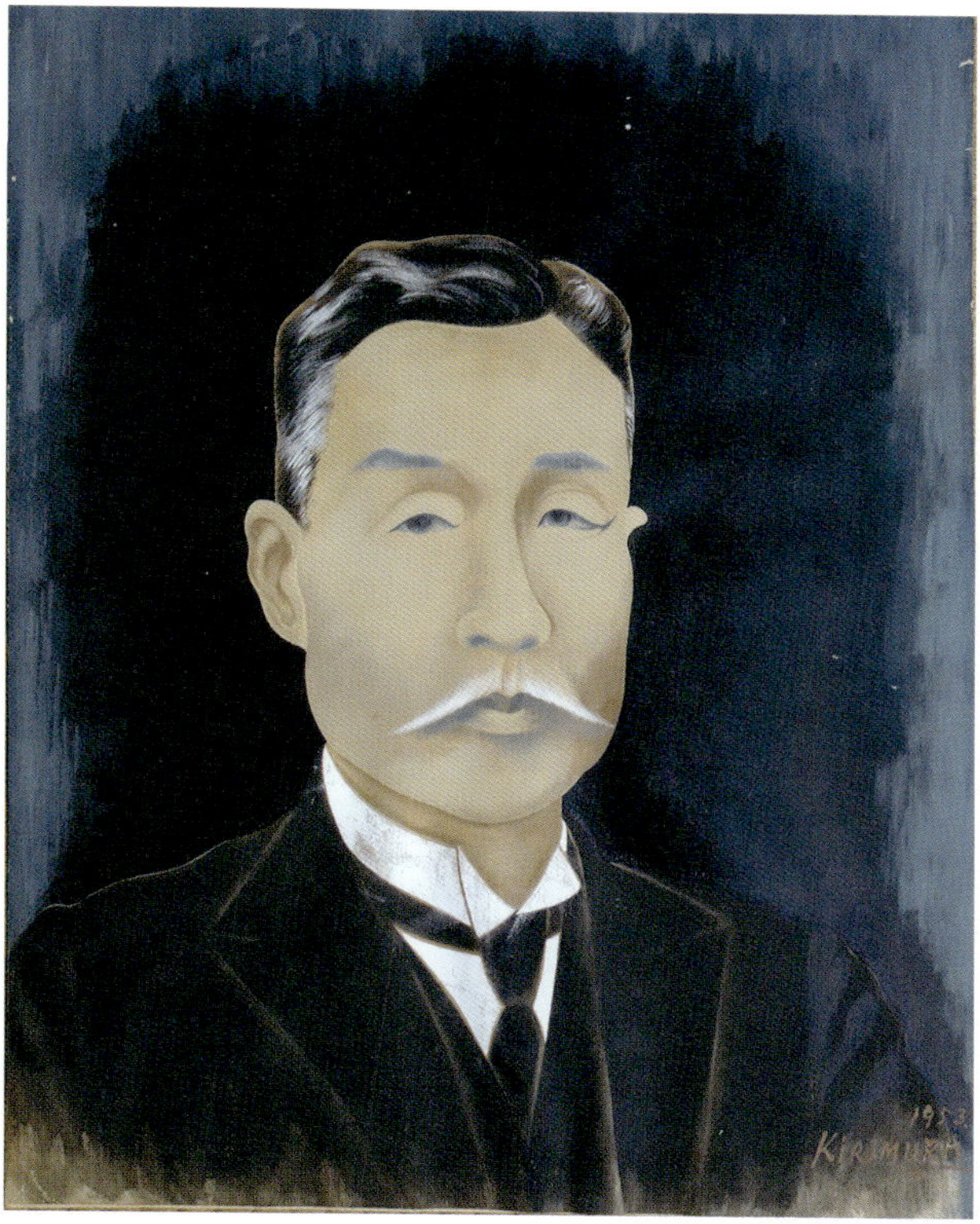

森田正馬先生之像

（昭和二十八年七月吉日　桐村義治　寫）

# 忘れられた森田療法

La Thérapie de Morita Oubliée

歴史と本質を思い出す

岡本重慶
Shigeyoshi Okamoto

創元社

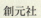

# はしがき

森田療法が森田療法を忘れている。今、そんな時代になっているのではないかと危惧しています。明治、大正の時代に、日本文化の土壌の上に、森田正馬は入魂の療法を創りました。昭和すら過去の代名詞になった平成の世においても、さいわい「森田療法」という療法名は、巷間に知られ続けています。だが今日言うところの「森田療法」の中に、本物の森田療法の魂は、本質は、忘れられずに生きているのだろうか。そんなことを危惧しています。

あえて言えば、現代は安易に癒やし過ぎる、癒やし幻想の時代です。「苦痛を苦痛し、喜悦を喜悦す。之を苦楽超然と言ふ」。森田のこの教えを、味わい直さねばなりません。

その森田正馬とて人の子で、長所も短所もある人間くさい人でした。そこが面白いのです。だから森田療法を守るために、いたずらに森田正馬を美化する必要などありません。もし森田を神様仏様のように崇拝するならば、それは誤りです。むしろ歴史を探り、歴史の隙間に森田の人間味ある実像を垣間見るとよい。そのように思います。

京都に、禅的森田療法で知られる三聖病院があります。森田正馬の愛弟子、禅僧にして精神科医師であった宇佐玄雄の力で創設されました。森田もしばしばここに立ち寄って、いわば手塩にかけた病院です。縁あって私は、ここに非常勤医師として四〇年近く勤務しています。森田療法への関心はここで生まれ、入院原法の良さを知りました。しかし禅的森田療法における思想と実際に関して、自分なりに葛藤も経験しました。そして三年前、ささやかに、京都森田療法研究所を設けました。ここで森田療法について、ひっそりと、自由に意見や研究を発信しています。世に問い、かつ今日の森田療法に問うつもりで、出版を前提に、辛口の文章を研究所のウェブページに提示しました。

本書の大半は、そこに予備的に披露して、ご批判に耐えた文章をウェブから下げて、若干修正したいくつかの原稿からなっています。より正確に言うと、本書には、そのような原稿群のうちでも、あまり仏教色の濃くない文章を選んで収めています。仏教にとっつき難さを感じる方々にも、読んでいただきたいからです。仏教を表面に出そうと出すまいと、私の思いの底に流れるものは変わりませんが、さしあたり仏教に傾く文章は、保留しました。それらの集成は他日を期します。

禅の十牛図は、悩める人が自分探しをする心の軌跡の図です。現代は、森田療法自体が、悩むことを求められている時代です。あたかも十牛図のように、森田療法が森田療法探しの道を歩み直す必要があると思うのです。本書では、禅への論及を抑えつつ、期せずして、そんな禅的契機を仕込んでいます。

内容は、それぞれの稿に独自性を込めました。とりわけ第2章では、森田正馬の「神経質」概念を筆者なりに捉え直すとともに、森田より先に「神経質」を論じながら歴史の闇に封じ込められていた中村譲に迫りました。第3章の2では、森田の雅号「形外」の意味を探る中で、日本画家、橋本雅邦への森田の思いが見えたことを記しました。

最後の章では、フランス人の目に映じる森田療法像を紹介して、問題がこちらに投げ返されている事態に触れました。

ともあれ、森田療法の歴史とその中にある本質を思い出して、森田療法が一層洗練されることを願うばかりです。

本書を、同時代の皆さまに、そして後世の人たちにも届けます。

著　者

〈森田正馬の名前、「正馬」の読み方について〉

これには、「しょうま」と「まさたけ」の二説があります。そこでこのことについて少し説明しておきます。森田は、「私の名は本当はショウマではなく、マサタケと読みます」と形外会で言った記録があります。これを受け、大原健士郎先生は「父親が村役場に届け出た名前は、まさたけだった」と自著で強調し、かつ公的な場で意識的に「まさたけ」の呼称を使用されました。実際には森田は、親族から「しょうま」と呼ばれ、自身も終生その呼称で通しました。父親の届け出が史実だったなら、その裏づけ資料の出現が待たれます。

筆者としては、命名の音読、訓読の如何を問わず、成人男性の名は音読みすることが尊称になるというわが国のしきたりに鑑み、「しょうま」と呼ぶのが妥当であると認識しています。以上を含みとして、本書では「正馬」にルビをつけないことにします。

目次

# 忘れられた森田療法

歴史と本質を思い出す

# 序——森田療法について思うこと——

森田療法について思うこと、あるいは森田療法への思い。過去三〇有余年間のこの療法の臨床的経験と、自問自答を経て、思いの自然に流されながら、かつ浅知恵を絞りながら、いくつかの角度から森田療法への思いを根底として書いた文章を、本書に収めました。

ここに序文として記すことは、序であると同時に、筆者自身の立脚点の紹介でもあります。

## 1　森田療法とは何か

森田療法とは何でしょうか？　私は以前からそのことを考えていますが、いきなり唐突にこんなことを言い出すと、お読みになる方々を面食らわせるかもしれません。そこで、最初に話を少し迂回させます。

## 2　私の体験から

私は森田療法の原法を墨守する京都の病院に、たまたまのご縁をきっかけに、長年の間、万年非常勤医師として（実際は一万年ではなく、三〇年あまり）勤務させて頂いて、今日に至ります。最初は一介の当直医としての勤務でした。禅寺を模した古い木造の病院の中で、入院している人たちは、禅で言う「清規《しんぎ》」に等しい戒律を、終始守って生活をするように仕向けられています。そんな粛々とした病院の雰囲気の中で、澄んだ眼をした院長が、日夜ハードなスケジュールの診療に孜々《しし》として従事し続けておられる姿に接しました。浮き世離れしたこの病院に、毎週出入りさせてもらうことは、現し世の汚濁にまみれた心身を、週ごとに脱落させる禅的修養体験にもなり、個人的にはバランスのとれた貴重な経験をさせてもらうことができたのでした。

当直勤務とは言っても、「事」が起こった場合に備えて、ただ茫として待機していたのではありません。実際には、「事」はよく起こりましたが…。たとえば深夜に殺されかけたこともあります。規則を破って飲酒して、病的酩酊になっている患者を制止しようとしたところ、隠し持っていたナイフを出して切りかかってこられたのでした。この病院は、死ぬか生きるか、文字通り真剣勝負の劇場です。

それはともかく、時間帯や時刻に関わりなく、毎回濃密な診療に没入する三昧の勤務を繰り返しました。それが私にとっての、「あるがまま」の体験でした。

精神科医師が精神科医師であるための第一の要件は、精神療法家であることだと思います。

若手の頃は、カウンセリング的に（精神療法的に）対応の困難な患者さんを前にして、ついオロオロとする自分の一面がありました。でも体験的に森田療法を知ったことで、精神療法家として（というのもおこがましいですが、一応そういうことで）の自分の中で、ある変化が起こりました。森田療法的な人間観が自分のバックボーンになったのです。それは、決して森田療法の用語を不用意に振り回すことではありません。禅語を知ったかぶりで（実際無知な私です）引き合いに出すことでもありません。森田療法という療法名を知らない患者さんに対しては、森田療法の講釈をするのは野暮なことで、森田療法のモも言う必要はありません。要は、森田療法が治療者のバックボーンになっていれば、森田療法は精神療法の隠し味になるはずです。

こうして体験的に森田療法に遭遇した頃、折しも私はある大学の保健管理センターにも勤務して、大学生のカウンセリングに従事していました。来談する思春期後期の彼らの、過剰な自意識丸出しの饒舌な語りに辟易していた私にとって、わが内なる森田療法が役立つようになりました。少なくともオロオロしなくなったのです。

とは言っても、それは自分の中の小さな変革に過ぎず、大きな進歩を果たしたと胸を張って言えるほどの客観的成長では、なかったかもしれません。しかしながらこのような体験がひとつの契機になって、森田療法のことをそれまで以上に真剣に考えるようになりました。ある意味で、これが因果の始まりです。

それ以前は森田療法とは、治療者も患者も等しくこれを「体験する」に尽きるものだ、と思い込んでいました。しかし治療者は、救いを求めて来る患者さんに対して、治療者自身が精進し続けることで、程よい先導役とならねばならない。一心同体のようになってもいけないし、悪しき意味での唯我独尊に陥ってもいけない。治療者は、治療者としての自己（therapeutic self）を磨き、治療者同士で切磋琢磨して、相互点検しながら療法の推進に努めねばならない。そのような問題意識が私の中に芽生えました。こうして、まったくもってスロースターターながら、研究者のしがない一員になりました。森田正馬は大器晩成の人でしたが、こちらは器じゃない、晩年からの参入者です。ちなみに三省会（三聖病院を退院なさった人たちの会）の幹部の方々よりも後から学会に入会したという遅い駆け出しぶりです。

## 3　研究ということ

森田的生き方を体現する必要性と、研究的に関わる志向性は、一見、それぞれが対極に位置する別の課題のようです。そこには大きな懸隔があるかのように見えます。あたかも、患者さんの課題と偉い学者さんの課題は、別ものであるかのように。しかしこの見かけ上の距離、あるいは乖離は、不都合なものであり、統合されねばなりません（乖離に気づかない研究者がおられたら、何をか言わんやですが…）。統合してこそ森田療法です。仏を造って魂を入れることが大事なのです。

森田療法の治療者や指導者は、まず第一に自己を点検し、第二に自分の行っている自己流の療法を点検すること、これらはまず不可欠です。そしてひいては、第三に森田療法なるものについて研究的に取り組んで、世の森田療法の向上に貢献する責任があります。森田正馬がそうであったように、自ら身をもってする体現、臨床的治療実践、思想的な理論形成は、三位一体、三つで一つになるものなのです。

森田療法は本質的に実学だと思います。だから、机上の空論として完結する研究や、臨床的実践や生活体験に直接あるいは間接に通じることのない研究は、空疎であると言わざるをえないでしょう。毎日の仕事や生活の中で、日々新たな発見と学びを重ねていくことが、即勉強、あるいは即研究だと思います。

森田療法は誰のものでもありません。否、万人のものです。神経症の治療はもちろんですが、それに限らず、教育、福祉やその他の諸領域で、より一層生かされることを願うものです。

一方、私たちは、森田正馬の創案になる原法を、ややもすると等閑視しがちです。原法を学び直して、尽きせぬ源泉の水を汲むことも重要です。

また森田の療法が成立するに当たっては、仏教や禅、さらには老荘の学や儒教などを含む東洋思想や、一方ではベルクソンやジェームスなどの西洋の哲学思想が、その根底に流れています。森田理論の誤った理解を避けるためには、その思想的背景に学際的な光を当てることもまた必要になります。

## 4　生活の中で——根岸症例と日雇いの老婆——

いずれにせよ、森田療法は日常生活の中に生かされてこそ、本物になります。この療法に巡り合って、生活の中に「生の躍動」(ベルクソン)を取り戻された方々も多いでしょう。しかし逆に、森田療法を知らずとも、世間には、われわれの知らないところで森田的に、労苦に耐えながら生活している人々が、数多くおられるはずです。それは森田療法によって学んだ人たちではなく、森田療法が学ぶべき人たちなのです。

森田正馬は、病床の正岡子規の生き方に学びました。しかし森田の症例の根岸青年は、子規のような有名人でなく、名もなき日雇いの老婆に出会って学んだのです。森田のもとに入院しても治らなかった彼は、千葉に転地療養し、老婆らと一緒に畑仕事をします。通信療法のために日記を書いて森田に送り、指導を受けた記録が、『森田正馬全集』第二巻[*1]に収載されており、その中に彼が老婆への気遣いに目覚める印象的な下りがありますので、以下に少し引用しておきます。

日雇の婆さんが手が痛いといふから、見たら手のひらの皺といふ皺が、古い鰐皮の様に割れて中から紅い肉がのぞいて居る。北風が、それにしみるのである。気の毒でならなかった。(…)美味いものを食って、遊んで居る人間があるかと思うと、こんな百姓女もある(原文のママ)。(…)此の婆さんの様に、虐げられて生きて居る者の方が、真の人間らしく思はれる。私は半分道楽同様に働いてゐるが、この婆さんは死ぬ為に働いているやうだ。閣下、殿様で、悠々として生きて居る人間も偉かろう。しかしこの婆さんは、人類のどれ丈の力であるか。彼(女)自身も知らず世の中の人も知らない。生まれてから此の村十里外へ出た事もなく、春が来れば麦を刈り、夏が来れば田の草をむしり、秋は米を取って、都へ送り出す手傳をして、一生人類……に捧げた功労を誰もねぎらふものもなく死んで行くのだ。

日記のこの下りに対して、およそ次のような森田のコメントがあります。

……………………………………

婆さんは人生の模型です。最も単純に還元された標本です。平凡といふのは奇警突飛ではないといふ事です。しかも此模型の中に大人生を収めて居ます。「一寸の蟲にも五分の魂」といふのと同じ意味です。婆さんにも愛もあります。苦痛もあります。（…）孫に綺麗な衣服を着せてやりたいのでせう。時々は神の名を呼ぶ事もありましょう。（…）婆さんは自ら知らず識らず、人類の為に盡くして居ます。人類の指導者であります。（…）苦痛を苦痛とも思はず、努力しなければならぬと奮闘するでもなく、何とも思はず、婆さん其ものが努力其のものであります。

……………………………………

このようなやりとりを読むと、森田の指導もさることながら、根岸青年にとって、老婆をねぎらう気持ちを自覚したことで、彼の内面でいかに大きな転回が起こったかが察しられます（この辺の事情については、牛島定信先生も、精神分析の立場から指摘していらっしゃいます）。

われわれは、このような社会の片隅に生きる無名の人こそ、真に人間らしいことに思いをいたしたいのです。森田も、婆さんは人類の指導者であると言って脱帽しています。

## 5　再び、森田療法とは何か

私はかつて仏教系の大学に奉職し、そこで仏教的なものの見方が少しずつ身についたことをありがたく思っています。宗派を問わず、仏教の原点は釈尊の教えにあります。人間は四苦八苦の人生を生きねばなりません。森田療法の根本もそこにあると思うのです。森田は医師でしたから、神経質の治療論を展開し、治療技法を作りましたが、造った仏には、苦を苦として生き抜くという魂が込められていました。

翻って森田療法の今日的状況はどうでしょうか。

精神療法としてのこの療法は、良くも悪しくも拡散し、変貌し、原点から遠ざかりつつあります。その風潮を批判するあまりに、禅至上主義の方向に偏しても、実際から遊離します。

また森田療法は、神経質や神経症の臨床の枠だけにとどまらず、教育や福祉や企業などの分野にもっと生かされてしかるべきです。しかし現実には、それぞれの領域には既成のシステムや事情がありあます。森田療法を総論的に受け入れることができても、では各論的に具体的にどう生かせるのか、という壁に遭遇しかねません。私はあまりカミングアウトしてきませんでしたが、企業の病院に勤務した経験があり、さらに別の企業の嘱託精神科医師を長年にわたって務めました。嘱託医として、森田療法の企業バージョンの講演をと要請され、話をしたこともあります。バブルが崩壊し、リストラが始まり、自殺が増え、労務に起因する精神疾患の自殺も労災として認められるようになった頃のことでした。企業には企業の論理とモラルがあります。企業自体が斜陽の時に、森田療法を講演のような形で説くことは、かなり困難を伴いました。

森田療法は生きるための叡智です。無形の宝のようなものだと言ってもよいでしょう。それを社会の各方面において生かすことは容易ではありませんけれども、工夫をして生かさなければ惜しい。宝の持ち腐れになります。私たちは、そのように痛感しています。

でも、もしかして、ひょっとして、です。私たちは思い上がっているのでしょうか。森田療法、森田療法とお題目のように唱えて、森田療法にかじりついている者だけが、宝物を持っており、宝物を持っていない世の人たちに、それを惜しげもなく分け与えてあげるのが慈悲行なのであると。ひょっとして私たちは、そのように思い上がっているのでしょうか。

「味噌の味噌くさきは上味噌にあらず」と言われます。森田療法という牙城にこだわり過ぎると、臭くなります。羊頭狗肉の森田療法になっても、胡散臭くなります。森田正馬が療法に込めた不変の叡智を、素直に継承することが望まれます。

しかしそこにも、パラドックスが含まれています。井上常七《つねしち》（自称じょうしち）氏によると、森田は「僕の教えを鉄則とするな」と言い、森田の説を盲信することを戒めたそうです。森田療法を金科玉条とすれば、森田療法ではなくなるのです。

やはり森田療法のモも知らずに、ひたすら生きている人たちの人生にこそ、正真正銘の森田療法があるのかもしれません。根岸青年が畑仕事を共にした日雇いの老婆のような、名もない人たちこそが、森田療法の真の体現者なのでしょう。

そのように思っている今日この頃です。

〈文献〉

＊1　高良武久ほか編『森田正馬全集』第二巻、白揚社、一九七四

# 第1章　森田療法を考える

## 1　入院森田療法の構造──森田療法と移行対象──

森田療法の、伝統的な入院原法の病院に、久しい間にわたって、勤務させて頂くほどに、感じるものが多々ありました。ここに紹介するのは、そのひとつの所感の産物で、かなり以前に、ある精神分析の雑誌に掲載して頂いた小論[*1]です。

雑誌の性質上、お読み下さったのは精神分析の、その中の、ある学派の方々に限られたようで、ましてて森田療法の分野の方々の目に止まる機会には恵まれなかったものです。内容の一部は、後日別の稿に吸収しましたが、元はこの一文で、今振り返っても感じるところは変わらず、時効になっていないと思われるので、ここに出すことにします。

京都五山のひとつの敷地内にあるS病院、それは禅的色彩が濃厚な、お寺さながらの古い木造の病院です。その中では、禅の老師のごとく君臨する院長に仕えながら、修養生（入院患者）の人たちが、粛々と生活を共にします。

院内の生活空間のあちこちには、禅の清規に等しい規律が掲示されているのみならず、森田正馬直筆の墨跡や、禅僧であった先代院長の墨跡、現院長の墨跡、過去の入院患者さんが残していった木彫りの禅語、などなど、禅的なオブジェが多数掲げられています。「忍耐」と書かれた色紙の額さえ、忍耐という意味を超えて、その生活の場にいる人たちの心に馴染むお気に入りのオブジェとして、大事な関わりを果たしています。

やがて退院して行く人たちにとって、あれもこれも、懐かしい物として思い出の中に残ります。入院する人、退院する人がいて、修養生たちの集団の顔ぶれは常に変わります。ある人は、入院した体験を回顧して、「同じ病院の中で生活したのに、エスカレーターに乗っているような体験をした」と表現していました。病院という不思議な通行路を通過し、去って行くと、病院は過去へと移行します。

禅語の墨跡の小さなオブジェも、不思議な病院も、それらは「森田療法的な移行対象」かもしれないと思うのです。

# 「森田療法と移行対象」

## (1) はじめに

縁あって、私は森田療法の専門病院でこの療法に従事するようになって久しい。一方、精神分析にも関心を持ち、浅知恵ながら精神分析的精神療法のようなものも模索してきた。精神療法的二重人格を自認している者である。未熟なままに馬齢を重ね、精神療法家としてそんな二重人格を続けている自分に常に後ろめたさを感じてはきたが、言ってみれば、森田療法と精神分析の関係を探ることは、私にとって積年の課題でもある。両者は一見対照的な精神療法であるが、神経症的な病理を取り扱う点では相通じるものであり、たがいに非でありながら似ているし、似て非でもあると言えるのである。両者の複雑な関係をめぐって、最近研究者たちにより様々なアプローチがなされているが、関係の全貌が体系的に明らかにされるには至っていない。

さしあたり私としては、森田療法のせっかくの醍醐味を、門外不出の秘伝の虎の巻の中に封印することなく、開かれたものにして、共通の討論の場へ持ち出すことが必要であると考えている。そしてその試みをなすことは、私のような治療的二重人格者の任務でもあり、その際、多くの精神療法家にとって公用語であるとともに公的な知でもある精神分析を用いると、森田療法の翻訳的紹介の実が上がり、結果として、森田療法の洗練にも益するであろうと見通している。

このたび、私のような者に拙文を寄せる機会をお与え頂いたので、以上のような立場からの見方の一つとして、森田療法の治療構造の中に移行対象が数多く鏤《ちりば》められていて、治療的意義を有していると見なしうることについて述べてみたい。

## (2) 精神分析と森田療法

森田療法における移行対象の問題に入る前に、今少し精神分析と森田療法の関係について従来の流れの大筋を振り返っておきたい。

様々な精神療法には、それぞれの良さや風格があって、それらはおそらくじゃんけんの関係のような複数の巴の輪になっているのではないだろうかと思う。精神分析と森田療法の直接対決は、森田正馬自身と丸井清泰の学会での論争以来、古くて新しい問題であるけれども、任意の二者の間の優劣を短絡的に決めようとすれば、不毛のデス・マッチになるだけであり、いずれに軍配を上げるかというような単純な問いの立て方が無意味であることは、今更言うまでもない。

そこで、一見対極にあるごとき精神分析と森田療法を同じ視野におさめようとする者にとって、賢明な方法はおよそ二つあると思われる。第一は、ニア・ミスをしないで相補性をはかることである。つまり相互に拒絶反応を示さず、他方の優れたところを吸収して、切磋琢磨しつつ、和して同ぜず、自らのアイデンティティの厚みを増す方法である。これは、生体間の臓器移植にも似ている。

　このようなことに関連して少し話が逸れることを許していただくと、筆者自身二重人格的に使い分けている精神療法の両分野での失敗体験を通じて、最近実感したことがある。精神分析的精神療法で、不用意に聴き過ぎることで患者を追い詰める危険性を体験したが、森田療法の不問技法を臨機に取り入れることでその危険はプロテクトされ、分析をしないことで分析の円熟味が出ることを知った。また、森田療法の側では不問技法を形式的に適用することで失敗を招いたことがあるが、精神分析に学びつつまずは必要な勘所は聴き取って、おさめた上で不問の態度をとることが重要であるということ、つまり受け止めた上で受け流していくことで不問ならぬ不答という懐の深さができることを反省的に知った。初心者レベルかもしれないが、両分野でたとえば以上のような失敗を体験して、双方向から相補性の要を感じたのである。

　第二は、森田療法を明らかにすべく精神分析を活用する発想である。これは先述したことに相当する。つまり、わが国独自の森田療法の真価を日の当たる討論の場に持ち出すために、方法論としての精神分析が貢献しうる可能性を追求するものである。もっともこのような研究的アプローチは特に目新しいわけではなく、近年ある程度おこなわれている。そして移行対象という精神分析的な概念を援用して森田療法の構造を捉えようとする筆者の小さな施行もこのような視点からである。

　なぜ移行対象への着目なのかは追って述べていくことにする。ただしこの種の精神分析的試論によっても、説明しきれないものが残るかもしれない。残るとすれば、それこそが森田療法の真の妙味なのかもしれない。そしてその妙味の洗い出しは、精神分析によって可能となるのである。

なお第三に、精神分析と森田療法を合併させ、精神療法として統合をはかる方法もあるかもしれない。しかし、筆者は森田療法の原法の味を噛み締める年齢になったためであろうか、個人的にはこの第三の方法を探ることは考慮の外である。

### (3) 森田療法における色紙や短冊の治療的意義

森田療法は精神分析と違って、精緻な理論体系に裏づけられてはいない。人の心は可変的で流動性を帯びた捕捉不能のものであるとみなす自然観的人間観によっているので、心を一切分析や治療の対象にしない。ところが、森田正馬はかなり理屈っぽい人物であったようで、その著書を読めば饒舌に理屈を開陳していることが分かる。理屈抜きのあるがままを重んじる療法であるということを理屈っぽく述べているので、読んでいると辟易するし、論理的矛盾もあって、論理の矛盾も森田療法のうちなのかと達観せねばならない節、なきにしもあらずである。ともあれ森田療法には、意外に独特の理屈や鍵となる概念や標語のような言葉があちこちに五寸釘のように打ち込まれて、治療の理論的構造が出来上がっていると言うことができる。筆者はそれを批判したり否定したりするものではなく、その造りに興をおぼえて今日に至っているのであるけれども、五寸釘の固定点は要衝のようなものであって、それらの間を充たしている療法の習わしや作法にも、釘に怠らぬ妙味があるのではないかと思う。森田療法という燈台のもとにいる本流の療法家は、要の部分を大事にするあまり、療法を随所で支えている日常的な治療作法の意義に必ずしも気付いておられないようにお見受けする。

　たとえばその一つとして、森田療法において色紙や短冊が果たしている治療的役割のことがある。森田正馬自身折にふれて直筆の色紙や条幅を人に進呈したし、また現在でも一部の森田療法家が患者に色紙や短冊を進呈する習わしが残っている。それは森田療法ならではの雅趣ある習わしであるけれども、かような色紙や短冊の受け渡しには単なる風流や治療の付随行為として片付けることのできないそれなりの治療的意義があると思われるのである。

　しかし、森田正馬はそれらをどのような意図でどのような機会に書いたのかは必ずしも明らかではなく、それはちょっとしたミステリーである。

　治療者として円熟期にさしかかっていた昭和二年（一九二七年）を中心にそれ以降にかけて書かれたものが多く、当時の愛弟子であった諸先生のもとやゆかりのあった諸氏のお宅に所蔵されていることから、森田は興が出ずるままに念頭に浮かぶ教えの言葉を揮毫し、親しい人たち、目をかけていた人たちにそれらを自分の方から贈ったのではないかと推測される。とすると、森田自身による色紙や条幅の進呈は、必ずしも狭義の治療の一環であったとは捉え難い。森田はそれらの進呈によって、弟子筋に療法の真髄を伝授しようとし、さらにそれらが保存されて間接的に人目にも触れれば、森田の意気が伝わるものと内心期待したのかもしれない。いずれにせよ、周囲の人たちの尊敬を集めていた森田が、親愛の情を持ってそれに応えるに色紙や条幅の進呈をもってしたのであろうと思われる。森田は療法の真髄の世界へいざなうべく、巧まずして移行対象を縁ある人たちに分かち与えたと言えるのではなかろうか。

書かれた言葉は、「事実唯真」、「柳は緑、花は紅」、「日日是好日」、「努力即幸福」など標語的な簡潔な言葉からやや長い散文に至るまで様々あって、言葉自体が療法の真髄にふれる貴重なものであることは言うまでもない。森田自身、おそらく箴言や金言によって療法を伝えようとしたのであろう。つまり今日的に言えば、認知療法的な効果を意識して、言葉を練りに練ったのであろうと推測される。最近においても、森田のそれらの言葉が学会誌等に改めて体系的に紹介されており、療法の極意の認知をはかる上では大いに有意義なものとなっている。

しかしながら、森田の言葉をあまりに金科玉条として捉えると、森田が無意識に仕掛けた罠に時代を超えてはまってしまうことにもなりかねない。森田の墨跡は実に達筆である。趣ある色紙や条幅に見事な墨痕を残されると、仮になんの変哲もない言葉であってもありがたい神通力が発生するものである。崇拝される人森田がフェティッシュを配ったと言えば、多少穿ちすぎになるであろう。ただし、この療法の頂きに森田正馬という全能者の像がある以上、私たちが森田の遺したオブジェクトをフェティッシュに仕立て上げてしまう虞《おそれ》はないではない。森田療法が認知療法との接点を有していることは、あながち否定できないけれども、金言がフェティッシュと結びつくと言葉の錯認が起こりかねないと思われるのである。

### (4) 森田療法と移行対象

さて、条幅・色紙・短冊その他のオブジェクトが、治療関係の中により緊密に組み入れられることによって移行対象の役割を果たしている典型的な例を、筆者が係わっている森田療法の専門施設であるS病院に見ることができる。S病院は、森田正馬の高弟の一人であったU先生によって京都の禅宗の寺院を母体として開設された由緒ある病院で、現在は二代目U先生が院長を務めておられる。かつての初代院長の時代には、院内の作業として木工細工がおこなわれていた。入院患者は、院長が木の上に毛筆で書いてくれる禅語の鮮やかな墨痕がそのままレリーフとして浮き上るように木を彫り刻み、退院の際にはそれを頂いて大事に持ち帰ったそうである。そのような院長の筆跡を生かした禅語の木彫細工のいくつかは現在も病院に残されていて、病院内のオブジェとなっている。

二代目の現院長の代になってから、木彫りの細工はおこなわれなくなったが、それに替わるかのごとく、退院の際に患者が院長に短冊や色紙を所望し、請われるままに院長がそれを進呈する習わしが今を溯ること四〇年程前に発生し、そのまま定着して現在にまで続いている。書かれる言葉は、「心に用事なし」、「なにでもないもの」等など、S病院独特の禅的森田療法の極致が表現されているもので、森田の場合と同様に言葉それ自体が重要な治療的意義を持つ。より正確には、言葉それ自体が究極の治療的意義を持つと治療者・患者間で意識されている節があると言うべきである。「言語道断」と教える森田療法が逆説的に言葉を重んずる側面がここにあるのだが、筆者が注目するのはこのようなオブジェクトが治療者・患者間で授受されることの無意識的次元における暗黙の治療的意義である。多くの患者は禅的な言葉の難解さに困惑しながらも、入院体験を何かの形で持ち帰ろうとして院長の直筆の短冊を所望する。院長の墨痕は森田正馬の筆筋とは異なるものの、優るとも劣らない達筆である。書それ自体が見事な芸術的作品であると言っても過言にはならない逸品である。患者の中には、たとえ点一つだけでもよいから墨痕を残してほしいと願う人や、森田療法との関係はうわのそらで「風林火山」と書いて欲しいなどと言う人もいる。かくして短冊や色紙は、S病院の治療構造の中で移行対象としてかなり重要な役割を果たしているのである。

神経症者は不安を安心に変えようとしてとらわれの悪循環に陥り、それを治してくれる魔法に巡り会ったかのような錯覚を森田療法に託して、病院に縋《すが》りついてくる。治療者はそのような患者に理を説くことの愚を心得ているから、来る者を拒まず病院へ迎え入れて入院治療に導入するのだが、症状を治すことを目的としていた患者は生活の事実そのものが重視される入院体験を通じて当初の目的をすり替えられ、錯覚から脱することを余儀なくされる。

しかし、とりわけ入院の初期には、治療者は全能者であるかのような幻想的イメージを一身に集めやすい。森田療法は転移の温床であるという指摘すらなされるゆえんでもある。そもそも、この療法が森田療法と称されるようになったこと自体、後継者達が森田正馬に強い転移を体験していたためではなかろうか。ともあれ、患者が治療者に向ける転移や、病院や療法に対して抱く幻想の修正が入院治療の大きな課題となるのである。

病院はそこを通過する患者の錯覚を剥ぎ取ってしまうパッサージュのようなものである。大いなる幻の人と映る治療者は、現実の人でもあったのである。患者は入院によってコペルニクス的転回の体験をすることになるが、夢から現実へという覚醒の過程を通り抜けることは容易なことではない。そこでその補助として、様々な森田療法的移行対象が必要となるのであり、実際に病院には巧みにそれらが備えられているのである。僧堂のような古式ゆかしい病院の建造物しかり、庭の佇まいしかり、森田正馬の揮毫の掛軸しかり。退院の際には、持ち帰り用の移行対象として、院長の短冊・色紙を拝受する。そしてそれを座右に入院の追体験をしながら、各自が実生活に旅立って行くのである。実生活に前進していく時、移行対象の用は不用となっていく。

こうして森田療法の構造の中で移行対象が果たす役割に注目する時、ウィニコットによる移行対象の概念を援用してはいるが、ウィニコットの概念にもっぱら追随しているのでもない。森田療法的には精神的発達の時間軸に沿っておらず、むしろ空間的に自己が自己の外へ出ていく旅の門出を祝福するはなむけのようなもの、それが移行対象なのである。

### (5)『注文の多い料理店』（宮沢賢治）と森田療法

畢竟、森田療法の入院施設は、我執の夢を見ている夢遊病者たちが訪れては出て行くパッサージュのようなものである。彼らは生の欲望にとらわれているあまりに、現実にそぐわない様々な注文を出す。それはまるで、宮沢賢治の『注文の多い料理店』の中の都会からやってきた勝手なハンターたちのわがままさを彷彿させるものである。

この小説の中では、イギリスの兵隊気取りの格好でピカピカ光る鉄砲をかついでやってきた若者たちが、鳥や獣を「早くタンタアーンとやってみたいもんだなあ」と言いながら、専門の猟師を案内人に頼み山中へ分け入っていく。しかし、山奥に迷い込んで腹を空かせた彼らはなんだか不思議な料理店を見つけ、「当店は注文の多い料理店ですからどうかそこはご承知下さい」という表示を読んで高級な店だと感心し、次々と指示される作法は自分たちが賓客扱いされているからだとますます悦に入る。しかし、ようやくこの料理店で料理されるのは自分たちだと気付いた時、あやかしの料理店は煙のように消え、姿が見えなくなっていた案内人がやってきて、夢の高級料理ならぬ本物の団子を食べさせて彼らを救ってくれるのである。そして彼らは元通りの「風がどうと吹いてきて、草はざわざわ、木の葉はかさかさ、木はごとんごとんと鳴りました」と作者が表現する自然の中に自分の足で立っているのである。

神経症者が森田療法の病院に入院して、治癒への転回を体験する過程は、まさしくこのようなものであると思われる。小説の中で若者たちは、自分たちの欲を叶えてくれそうな人としての案内人にまず依存するが、途中で案内人は不在となり、錯覚が消えた時に案内人は現実の人として再登場するのである。この案内人の立ち現れ様の変化は、あたかも森田療法における治療者像の二重性を象徴しているかのようで興味深い。森田療法は決して欲望を否定するものではなく、むしろ人間誰しも素直な心の持ち主であると見なして、来る人を「ようこそ」と歓迎するものである。しかし、不快な症状を治して快を求めようとする患者の目的は、療法を通じて現実へと向きを変えられてしまう。治療者像は必然的に二重性を帯びることになり、病院もまた、錯覚的な入口と脱錯覚的な出口のある注文の多い料理店として機能することになるのである。ある意味では、治療者もそして病院も移行対象であると言うべきかもしれない。残っている最も確かなものは、風がどうと吹き、草はざわざわ、木の葉はかさかさ、木はごとんごとんと鳴る自然の姿である。もちろん現代社会の仕組みは大自然と同じではないけれども、昔も今も大いなる自然の摂理の中にわれわれの生命の営みがあることは、現代人がつい忘れがちな事実なのである。

ちなみに『注文の多い料理店』は大正一三年（一九二四年）に書かれた作品であり、賢治はこの本の広告チラシの文中に創作の意図を「都会文明と放恣な階級に対するやむにやまれぬ反感」であると記している。一方で、森田正馬は大正時代に当時の都会文明の中に現れた神経質に注目して、森田療法を創始した。片や名作とは言え文学の小品であり、片や日本の精神医学を代表する精神療法であるが、モチーフにおいて一脈通じ合うものが同時代に生まれたのは偶然とは思えず、興味深いものがある。

### (6)　おわりに

筆者は言葉を認知的に捉えて森田療法を理解しようとすることの不十分さを指摘し、むしろ言葉にならないものとして、たとえば移行対象が治療構造の随所で生かされていることを述べた。治療者という主体と患者という主体の間で授受され、持ち運ばれ、飾られて鑑賞される色紙や短冊は動く移行対象である。

さらに、患者が巡り会って別れる治療者や通過するパッサージュのような病院は、動く主体としての患者に対して治療的に機能しつつ相対的に流れ去る移行対象である。それらはすべて、必ずしも人の心を満たすために機能する移行対象ではない。

仏教の教えを象徴する植物に蓮華（はす）がある。泥の池に育ちながら清浄な花を咲かせる蓮華の地下茎、つまり蓮根には空虚な穴があいている。穴は逆説的には対象を受け入れる器となる。自己の内部に穴を秘めたまま、この世の大きな主体というべき事実そのもの、自然そのものを受容して生きることを森田療法は体験的に教える。そこには精神分析によって説明しきれないものがあるのではなかろうか。

……………………………

## 2　森田療法への「とらわれ」について

森田療法で扱う主な精神病理機制として、「とらわれ」があります。治療の過程では、生活に打ち込むうちに「とらわれ」から、いつのまにか解放されていく、というのが治癒への模型的なパターンとされています。しかし実際には、「症状へのとらわれ」から容易に抜け出せないことがあります。そうすると、この森田療法で何とかしなければと、人さまざまに葛藤しますが、そのうちに、「症状へのとらわれ」が「森田療法へのとらわれ」に転化することが、ままあるのです。

そこでこの「森田療法へのとらわれ」について、書き留めておきます。

### (1)　「森田療法へのとらわれ」—その二相—

私は、森田療法の入院原法を厳格に守り続けている病院に長年勤務してきました。それ自体、治療者サイドの私の、森田療法へのとらわれだと言えなくもないのですが、それは今はさておきます。ここでの勤務で、患者さんたちが、「とらわれ」を経て、そこから解放されて治癒に向かっていかれる過程を見てきました。しかし中には、森田療法を頼みとしつつ、頼みとするがゆえに、森田療法の網に引っ掛かって、にっちもさっちもいかなくなり、「とらわれ」の次元で停滞して、苦悩、呻吟している人たちがいます。これが「森田療法へのとらわれ」に当たります。

一方、さらに特筆すべきことに、客観的に見ると治っていないにもかかわらず、自分は全治したかのような主観的な錯誤に陥って、そんな錯誤にとらわれる人たちもいます。

つまり「森田療法へのとらわれ」には、二つの相があることがわかります。前者は「症状へのとらわれ」の延長であるという点では、〈狭義〉の「森田療法へのとらわれ」です。後者は、自覚していた症状へとらわれを放棄するとともに、自己内省的姿勢をも放棄して、自分は森田療法によって神経症を克服して全治したのだという、勝ち誇ったような驕りにとらわれてしまう点で、擬似的な治癒像であり、〈広義〉の「森田療法へのとらわれ」であると言えるでしょう。これは、森田療法で「治癒」した人たちに往々にして見られる特徴として、かなり古くから指摘されてきたことでもあります。

ともあれ、これら二つの「森田療法へのとらわれ」について、以下に述べてみます。

### (2)　〈狭義〉の「森田療法へのとらわれ」

森田療法専門病院への長年の関わりの中で、私が最初に気づいたのは、むしろ後者の〈広義〉の

「森田療法へのとらわれ」の方でした。これは過去の研究者によって、既に「治癒像」の視点から指摘されていましたから、なるほどと首肯したものでした。しかし、関わりの年を経るほどに、稀ならず見られる深刻な心理的事態として、気づくことになったのは、〈狭義〉の「森田療法へのとらわれ」です。

もちろん悩んでこそ神経症ですし、「悩む力」があってこそ、それをバネにして神経症者は飛躍し、向上することができます。最近（二〇〇八年）、姜尚中《カンサンジュン》氏が『悩む力』という著書を出されましたが、私自身も約二〇年来、患者さん方に対して「悩む力」というものの大切さを言ってきました。私は「悩む力」というキーワードが、どうして自分の使う用語として身についたのか、記憶していませんが、私ども森田療法家に共通のキーワードであることは間違いありません。

とにかく、症状にとらわれながら、自分をみつめて葛藤する体験は重要です。臨済禅では、修行者に対して公案を課し、「疑団」に陥れます。これは何のためかと言うと、いったん人工的に神経症的な状態を体験させ、悩みの渦中を経由せしめる効果を狙ったものだと、みなしてもよいと思われます。片や神経症においては、老師から公案を頂くまでもなく、自家製の公案にとらわれているのです。いずれにせよ、悩む力を持って悩み、自分をごまかすことなく、自分をみつめて葛藤することは重要な体験過程です。禅の課題は「己事究明」であり、自分をみつめることにあると言われます。禅でも森田療法でも、自分の壁にぶつかってはじめてブレイクスルーできるのです。

そこに至るには、自問自答を繰り返す時間的体験過程も必要ですし、外的社会的体験を自己にフィードバックする経験的過程も必要です。入院原法の森田療法での第一期（絶対臥褥）から第三期以降の集団作業までの治療構造は、時間軸と空間軸の立体的な組み合わせで構成されています。

このような治療の場で、治療者は、入院患者さん（修行者に等しい人）たちと共に生活しながら、彼らの心の内界にはできるだけ干渉せず、自力での成長を妨げるような愚を慎んで見守ります。入院患者さんたちが自己の壁をブレイクスルーしていくのを、黙って促す父性的な人としての治療者の存在がまず必要ですし、同時にドロップアウトしてしまわないように見守る母性的な治療者の存在も不可欠です。父性と母性は、一般にひとりの治療者が兼備しているものですが、森田療法は、治療者の父性が前面に出る療法であることを考えると、母性的な補助的な治療者とのコンビネーションがあってもよいことになります。

治療者は、ときには叱咤激励します。ときには訴えを不問で退けます。人間的に望ましい態度や行動を承認します。自縄自縛になって身動きできなくなっている人には、ヒントを与えます。脱落しそうな人は救助します。しかし救助しきれない場合もあって、脱落を見送らざるをえないこともあります。

以上が森田療法、とりわけ入院森田療法における、治療の建て前的な要件です。簡潔に繰り返せば、まず患者側は、悩む力を秘めた中核的な神経症である人が、無理なく森田療法に合う適応者であり、対する治療の場と構造、および父性的かつ母性的な治療者の存在と役割が必要である、ということになるのです。これらがうまくマッチしない、またはうまく機能しないところに、狭義にも広義にも、「森田療法」へのとらわれが起こります。

〈狭義〉において「症状へのとらわれ」の延長で「森田療法へのとらわれ」から脱出できない人

たちは、たとえばこんな具合です。

「何度入院しても退院しても、症状が苦痛で、森田療法で何十年もやってきたけれど駄目だと思う。だから森田療法にけりをつけないと収まらない。森田療法も病院もないといいのに。でも森田療法の病院があるから、森田療法になんとかけりをつけるために、病院に来てしまう。そんな自分がなさけない」と、治療者を恨みながら、かつ自嘲的になっていた人。入院しても自分の苦しい症状が治らなかったと失望し、退院後も、長期にわたって治療者に繰り返し電話をかけ、森田療法について執拗な質問を続けて、ついには絶望して自殺した人。「森田療法では、悟りの境地に達しなければ治ったことにならないと思うけれど、悟りを開けない」と言って悩みながら、いつまでもこだわっている人、などです。

このような「森田療法へのとらわれ」には、共通して、おおまかな特徴が見られます。患者さん側の要因としては、本来、森田療法が対象とした「神経質」にぴたりとは当てはまらない性質の人たちの場合に、そのようなとらわれが起こりうるようです。精神交互作用の打破が眼目となっている森田療法の公式が、彼らにおいては、絵に描いたようにそのまますんなりと通じるわけでもないので、そこに生じるズレが増幅される、という印象を受けます。さらに彼らの症状やパーソナリティに、強迫性が含まれています。もっとも、神経質は例外なく強迫的ですが、だからといって神経質者すべてが「森田療法へのとらわれ」の餌食になるわけでは、もちろんありません。森田療法に身を委ねても、それが異物のようになってしまう人たちには、単なる強迫性という形容だけですまない心理的要因があります。彼らは奥底に、深い自己不全感を抱えて、救済を求めているように思われます。

それゆえに彼らには森田療法が適さない、というふうに一概に言うことは決してできません。彼らは森田療法に縋りながら、森田療法に対して両価的なのです。両価性は、期待した森田療法への懐疑心の発生から起こっています。ここで問題は、必然的に、治療構造や、さらには治療者の資質や関わり方に及びます。まずは治療者が、彼らの抱える深い不全感に対して、共感性と慈悲心を有することが必要です。そうすると、彼らが治りたいという前向きの気持ちで治療を受ける限り、治療者患者関係を結ぶことは可能であろうし、それが可能である限り、公式的な治療構造からずれる例外者として扱わずとも、その枠内における治療者患者関係の中で、彼らが直面しやすいズレを、修正していけるのではないかと思うのです。

言うは易し、ということにはなるでしょうが、「森田療法へのとらわれ」が症状となって固着するような例への対応として、以上のような見解を持っています。

## (3)〈広義〉の「森田療法へのとらわれ」

森田は、「とらわれ」という言葉を、再三使っています。この語は、主に「思想の矛盾」を指しています。つまり、自分はかくあるべきだという理知的な当為にこだわって、自分の不本意な現実を解決しようと苦心するために、かえって矛盾が増幅するというネガティブな悪循環を指しています。森田は、自縄自縛を意味する「繋驢橛《けろけつ》」という禅語を引き合いに出して、「とらわれ」を説明しています。私は先に、〈狭義〉の「森田療法へのとらわれ」と称して、それを説明しましたが、この場合も、悪循環から逃れられないというネガティブな意味で、「とらわれ」という言葉を用いたのでした。

ところで、土居健郎氏は『甘えの構造』[*2]の中で、森田正馬が指摘した神経質患者における「とらわれ」は、「甘え」と類縁の心理であると述べています。彼らは対人的に過敏で、しきりに気兼ねやこだわりを示すが、それは秘められた「甘え」に発していると、氏は言います。

精神分析を待たずとも、一般に神経症者は、自我が未熟で脆弱なため、万能に憧れ、自分より上位の権威者に対して遠慮や敬意を払います。自己愛的であるため、わがまま、自己中心的で、虚勢を張るところがあります。要するに、甘えがあり、客観的にみると甘さがあります。

このような神経症者、もしくは自己愛性の強い病理を有する人たちにおいては、森田療法を受療した洗礼的体験を契機に、この療法にポジティブにとらわれて、治療者を崇拝する心理的現象が起こります。森田療法に「憑かれる」という意味での「とらわれ」です。空虚な部分が充填されて、仮にでも収まりがつくという意味では当人たちにとって楽な、ポジティブな状態ですが、無論健全な落ち着き具合ではありません。主体が森田療法をわが血肉にしたのではなく、森田療法に憑依された姿です。これが〈広義〉の「森田療法へのとらわれ」です。

本来、森田療法の面目は、症状を治すことよりも、人間性を伸ばす再教育にあります。であるのに、自己愛的心性の強い人たちにおいては、しばしば治療者が理想的な万能者のように映り、治療者を崇拝します。そして、万能者と仰ぐその治療者像に、自分を幻想的に一体化させて、自分も万能感に浸ります。「自己愛転移」あるいは「理想化転移」（コフート）のような思い入れが生じてしまうのです。

シニカルな見方をすれば、治療者患者関係の中に、宗教的な尊師と信者の間で起こるような、万能感の共有が起こっていると見ることもできます。

同様の見方はウィニコット学派からもなされており、牛島定信氏は、森田療法における治療者患者関係には、「唯我独尊」的自己愛の共有があるという指摘をしておられます。その根底には、古くからの日本的人間関係があり、古来のおとぎ話（たとえば、桃太郎とそのお供たち）に、森田療法的治療者患者関係の原型をみることができるというのです。もちろん仏教で言う「唯我独尊」の本来的意味は深いので、この仏教語を持ち出すには慎重でなければならないでしょう。ここではさしあたり、「唯我独尊」を、良性から悪性までの自己愛のスペクトルを包含する概念として理解することにしますが、森田療法の治療者患者関係に、そのような「唯我独尊」的特色を見るとする指摘は慧眼です。

つまり〈広義〉の「森田療法へのとらわれ」が生じる要因として、患者側の要因のみならず、培地として、森田療法独特の治療構造や治療者患者関係も考慮する必要があるわけです。元来森田療法は、大家族的集団の中で、家父長的治療者を権威ある指導者として仰ぐ、いわゆるパターナリズムが軸になっています。そこでの関係は、治療者と患者というより、徒弟制度的集団における師匠と内弟子のような、師弟関係であり、そのような関係の中で、弟子たちが人間的に育成され、人間的に成長していくのです。これが森田療法ならではの、良き特色です。

しかし、このように家族的にコンテイン（包容）された環境で、敬愛する師の身近で生活するうちに、師に自分を同一化し、虎の威を借りた狐のように、万能感に憑かれてしまうことになります。主観的には全治したつもりでも、客観的には、そこに人間的成長はなく、森田療法で「治った」人によくある「臭み」として、巷間で言われるものが、これに当たります。かなり以前に、新福尚武氏は、森田療法の副作用について論じる中で、このような問題にも言及しておられました。[*3] 私自身は〈狭義〉の「森田療法へのとらわれ」について、少し述べたことがあります。[*4]

私は、森田療法の入院原法の良さに触れてきた経験から、これを高く評価しています。起こりがちな副作用はあるにせよ、それは必発ではないはずです。森田療法が原法離れをしている今日、「起こりがちな副作用」を理由に原法が否定されることのなきよう、副作用に用心して、原法を守るべきだと思うのです。

## 3　神経症を「治さない」

最近、森田療法に対して、様々な方面から思いがけない関心が寄せられているように見受けます。私は、このような関心の寄せられ方に、関心を持つものです。と言うのは、本当に適切な森田療法理解に基づいて、関心の度合いが高まっているのかというと、必ずしもそうではないように思われるからです。本来の森田療法そのものと近年の森田療法のイメージとの間には、かなり乖離があるような印象を拭えません。そこで、近年の森田療法イメージを問う姿勢から、流れに抗うことを少し書いてみます。

### (1)　森田療法への関心現象―再評価かブームか―

戦前に森田正馬が周囲の批判に耐えながら創案したこの療法も、森田なき後の戦後には衰退の一途を辿りました。精神医学や心理学がますます欧米化する中で、森田療法はほとんど顧みられなくなり、かびの生えたような療法というマイナーな位置付けに甘んじていたのです。ところが一転して、近年では、市民や当事者、精神科医師や臨床心理士らから、さらには近接する分野の識者からも、森田療法に時ならぬ関心が寄せられています。

本来、森田療法は地道で堅実なものです。四苦八苦を抱えて生きざるをえない人生の智恵です。そう考えると、森田療法の意義は評価されて然るべきです。たとえ今更ながらであっても、再評価の気運が根底にあるならば、大変喜ばしいことだと言えます。

一方、こころのケアや癒しのブームに連動した、サイコセラピーへの関心現象の一翼を担っているに過ぎないのであれば、それは嘆かわしいことです。

前者よりも後者のような匂いがしてなりません。ともあれ、森田療法への関心現象が起こっているこの機会に、この療法の本来の面目は奈辺にあるか、本来のものが閑却されることなきよう、確認しておきたいと思います。

神経症的な症状は、治そうとするほど治りません。症状を治したがる当事者とともに、治療者も治すことに協力すれば、二人組、三人組の神経症になります。

かつて強迫神経症に悩んだ倉田百三《ももぞう》（通称ひゃくぞう）は、森田療法を体験した末に、「治らずして治った」と言いました。この未練たらしい表現には、未精算のとらわれが残っていますけれども、倉田は必死必生の人生を生きました。親鸞の教えで言うならば、「不断煩悩得涅槃《ふだんぼんのうとくねはん》」（『正信偈《しょうしんげ》』）が人生の極意です。不安や悩みや苦しみは、人生にはつきものです。それを治そうとするのは、人間の浅智恵による知的な憑きものです。この憑きものを治すのが森田療法です。

それだけに尽きるのですが…、苦悩を心の傷として捉え、癒やしや治しが至上主義になっている近年の風潮に、少し切り込んでみます。

### (2) いわゆる“Disease Mongering”（病気喧伝）について

聞き慣れない言葉ですが、病気としてことさらに取り上げるほどの必要のない心身の不調を、さも深刻な病気であるかのように大げさに騒ぎ立て、吹聴することを言います。“monger”とは、蔑称的な意味合いのある言葉で、（つまらないものを）売り歩く、呼び売りする、（くだらない情報を）撒き散らす、というような意味を持ちます。“Disease Mongering”は日本語に訳し難く、さしあたり「病気喧伝」と言われています。

精神科領域でも、広い意味でこれに似た現象は以前からありました。古くは、一九世紀末のアメリカにおいて、ベアードは「神経衰弱」を当時のアメリカ社会の文明病として、大々的な捉え方をしました。根拠なしとしませんでしたが、神経衰弱という病の発生にことさらに注意を向けたことで、かえって人心の不安を煽ることになりました。森田正馬はこの概念を否定して、神経質という健康人の範疇にある性質として捉え直し、彼の療法を創案したのでした。

戦後の日本では、ノイローゼ（カタカナで言う響きが味噌です）や自律神経失調症がかなり幅をきかせました。その後、五月病というのも流布されましたが、今では古語化しています。ナントカ症候群というネーミングで喧伝されたけれど、一時の流行に終わって、泡のように消えていった用語も沢山あります。

このような病気の喧伝が、今日改めて問題視されています。わが国では、とりわけ精神科医師の井原裕氏が、このことを指摘しておられます。[*5] そこで、以下、氏の言説を参考に「病気喧伝」の今日的な問題を略記します。

「最近、海外のジャーナリズムが盛んに批判している病気喧伝の問題は、例外なく製薬会社の疾患啓発活動に関係しています。製薬会社が疾患啓発活動をして、それで患者を病院に招き寄せて、医者がその会社の薬を出す。製薬会社も儲かる。医者も儲かる」（井原）。以前から製薬会社はこぞって医家向けに、薬の宣伝と売り込みをしてきました。ところが最近は、市民向けに疾患の啓発広告を出すやり方になっているのです。疾患について啓発することは、それ自体は非難に値するものではありません。しかし、啓発広告により、市民は、自分もこの疾患に当てはまるのではないかと心配になり、医療機関を受診します。すると、医者は待っていたかのように薬を出す、という仕組みになっているのです。

薬が全面的にいけないのではありません。“within normal limits”の心身の生理的不調を病気とみなして、投薬を中心とする杓子定規な治療に直結させることが問題なのです。

とりわけ精神科領域では、精神疾患は判然と捉え難いものであるために、疾患啓発広告は、人心に影響を与えます。たとえば「社会（社交）不安障害」（“Social Anxiety Disorder”と欧米でネーミングされているもの）が、新聞などで紙面の一ページを使って大きく啓発的に取り上げられていたりします。よく見ると、それは全ページが広告で、広告主は製薬会社なのです。英語のネーミングを訳して、ことさらに「社会（社交）不安障害」と呼ばれるものは、新種の疾患ではありません。程度の差はあれ、内気で社交が苦手であるということです。

精神医療においては、一時代前には、精神病レベルの精神障害者を薬漬けにしていることが問題になりました。近年、精神科クリニックが増え、軽い精神疾患の方々にとって、精神科の敷居が低くなったのはよいことです。しかし外来に比重が移ってきた今日の精神医療において、神経症レベルの比較的軽度の精神疾患の患者さんに対して、必要な精神療法が十分におこなわれず、治療は薬物投与が中心になっているようなのです。外来で、新たな薬漬けが起こっていると言ったら言い過ぎでしょうか。

井原氏は、精神科領域における「病気喧伝」は、単に製薬会社のみに責任があるのではなく、精神科医師が症状をターゲットにいたずらに投薬に走ることが問題である点に、注意を促しておられます。そして、精神科本来の治療は精神療法であることを指摘して、次のように述べておられます。

そもそも精神療法とは、「病気を治す」ことでも、「症状をとる」ことでもない。人間を診て、人生を診ていくことである。（…）すべての苦悩の体験は、意味がある。精神科医の仕事は「治す」ことではない。むしろ、抑うつや不安や焦燥を抱きつつも、前を向いて歩くのが人生だということを、伝えていくことである。

森田療法を標榜しておられるわけではない先生からの、このような指摘に、森田療法が教えられます。

### (3)　サイコセラピーの“Mongering”（喧伝）

近年の森田療法への関心現象は、こころのケアや癒しのブームの余波であろうか、という見方から、この小文を書き出しました。そして医療分野でも、「治す」ことばかりが追求されて、製薬資本が絡んだ「病気喧伝」の現象が起こっていることに触れました。

さて精神科で「病気喧伝」が成り立つのは、製薬会社と近しい薬物療法の分野においてです。精神科では、薬物療法以外にサイコセラピーがありますが、後者の方に向けて製薬会社が「病気喧伝」をすることは、市場原理としてあり得ません。ではサイコセラピーの領域側では、「病気喧伝」に類するような“mongering”はないのでしょうか。製薬会社のような医薬の産業の介入に頼むことは困難です。そんな状況下で、今日、サイコセラピーは精神科領域よりも心理臨床の領域にシフトして、様々な名称や技法で百花繚乱のごとくに咲いています。そしてそれぞれが自己主張的に、その存在性や有効性を“monger”しているのです。それらの隆盛の背景には、近年の、宗教を含む「こころ」のブーム、心理学幻想、カリスマ的な心理専門家への憧憬、こころのケアや癒やしやカウンセリングのブームなどがあるのです。

このような「こころ」への関心が高まっている風潮は、なにも日本だけに限ったことではありません。次々と雨後のたけのこのように出てくる新しいサイコセラピーは欧米から輸入されています。

わが国の問題は、この国の文化や、新しいサイコセラピーの受容に関わる現実の事情を考慮せずに、フリーで税関を通すような導入をするところにあるでしょう。サイコセラピーだけでなく、「こころ」の病理についての軽い知識も欧米から入ってきます。多重人格、トラウマ、PTSDなどなど。私自身、トラウマという精神分析の用語を知ったのは、精神科医師になってからですが、今では大抵の市民がトラウマという言葉を知っています。外来診療で診る神経症レベルの患者さんの訴える症状も様変わりして、自分の方から「心の傷を受けた」、「トラウマを負った」と言う人も珍しくありません。辛さの原因を、すべて外に、他者に向ける姿勢は生産的ではなく、残念な風潮です。こころの病理についての、軽いポップな知識や用語の流布は、かなりマスコミに責任があると思っています。こころの病理についての記事を出し、報道し、出版物を出せば、間違いなく関心が持たれる時代なのです。このような現象を見ると、サイコセラピーの"mongering"には、マスコミが関与していることがわかります。

さらにもうひとつ、注目しておくべきことがあります。「こころ」のブームの上位には、サイコセラピーの権威的な専門家たちがいて、広い底辺には一般市民の「こころ」への関心がありますが、これらの中間層として、多数の臨床心理士たちが養成されて、構造的に上下を繋いでいるという事実です。

こころのケアに携わる臨床心理士の仕事は、もちろん必要です。自殺の防止、深刻ないじめや虐待に対する防止やケアなど、対応が遅れている重大な社会的問題が多々あります。そしてそのような問題に対応すべく養成された臨床心理士の人数は、すでに精神科医師数を上回っています。ところが彼ら彼女らの大半は定職につけずに、フリーター的な生活を余儀なくされています。一方では、現実社会で本当に心理的援助を要する人たちが、依然として心理的な援助に恵まれずにいるのです。これは一体どういうことでしょうか。

浮かんでくる事情は、二つほどあります。心理的援助をするべく待機している臨床心理士の過剰供給と、心理的援助を必要とする社会的ニーズとが、システムとして繋がっていないのです。この分野での行政の貧困にほかなりません。いまひとつは、無計画、無責任に臨床心理士が養成されていることです。本来ならば、心理的援助を要する人たちに、それを提供できる行政的システムの整備を視野に入れながら、任務を果たしうる資質と能力のある臨床心理士を養成し、社会に輩出させねばなりません。しかし臨床心理士の養成の現実はそうではありません。資格養成をする大学が、「こころ」のブームを背景に、一般市民の子女である受験生を集める戦略として、「こころの専門家である臨床心理士の資格を取得できる」ことを"monger"して、大学運営をしているのです。これは悲しい現実で、私自身も大学で臨床心理士の養成に携わってきた者です。学生たちには、幻想を捨てて現実に目を向けるよう促してはきましたが、責任の一端を感じています。

ともあれ、サイコセラピーもまた、薬と同様に喧伝されていて、そこには、「こころ」に関する情報を市民に過剰に提供するマスコミと、無責任、無計画に臨床心理士の資格を養成してきた、そして今も養成し続けている日本の大学が介在しているのです。このことを指摘しておくのは、私の責任であるとさえ思って、あえて記しました。

## (4)「求めない」、そして「治さない」

サイコセラピーは、二一世紀の「くすし」になった精神科医師たちの手を離れて、「心の専門家」の心理士たちの仕事に移りつつあります。いびつな構造になっていることを先述しました。しかしサイコセラピーは本来誰の所有物でもありません。それは教育にも似て、人間による、人間のための、「人間育て」です。

不安、不快、苦痛は人生にはつきものです。そして誰しもそれを取り除いて楽になりたいと欲します。そのような欲求自体は自然であり、それによって生命体が維持される面がありますから、欲求が異質なのではありません。その欲求にとらわれて、ネガティブな心の状態を受け入れられずに、安心や満足を求めてやまなくなると、生きづらさが募るだけです。そしてネガティブな心の状態を契機にして成長できるせっかくのチャンスを逸します。そこのところが問題です。

人はなにかを求めて生きています。探求心を発揮することは人間的であり、様々な体験や発見をして人生を深めることができるでしょう。探求が成長につながります。しかし、いたずらに求め過ぎると不幸に陥ることもあります。

加島祥造氏の『求めない』[*6]という詩集があります。この詩集は示唆に富み、まるでそこにサイコセラピーのエッセンスが込められているかのようです。加島氏は書いています。

…………

求めない——　すると自分が　自分の主人公になる

だって求めるかぎり　君は、求めるものの　従者だもの平易に書かれた詩句集を一読したら、禅の匂いがしました。「あとがき」を読むと、やはり次のような言葉がありました。「人は他人にも自分にも求めなくなった時、『随所の主』となることができそうだ」。「随所の主」とは、臨済義玄の言葉を典拠としてのことでしょう。曰く「随処作主立処皆真」（随処に主と作《な》れば、立処皆真《りっしょみなしん》なり）（『臨済録』）。自己の主体性を観念的に求めるのでなく、その時その場のことに成りきるところに、真の自由な主体があるのだ、という意味です。

加島氏のもうひとつの詩句を引いておきます。

……求めないー　すると　しばしば　求めたら来なかったことが　やってくるよ

求めようとすればするほど、逆に得られないことがあります。では、求めることをやめたら、求めるものが手に入ると言う二重の逆説は可能でしょうか…、この辺の機微について考えておくことも必要です。

森田正馬の弟子で三聖病院を開設した宇佐玄雄《うさげんゆう》は、「求不可得《ぐふかとく》」（求めて得べからず）（『中論』）という仏教の言葉を取り上げて、（悟りの境地は）求めて得られるものではないと教えました。森田もこれに倣って、「求めんとすれば得られず」と説きました。悟りであれ何であれ、求める貪欲さが災いになります。

一方、四苦八苦のひとつに「求不得苦《ぐふとくく》」があります。「求めても得られない苦」のことであり、人生において不可避な「苦」のひとつです。求めることは人間のさがですから、求めているうちに、得ることができない苦を味わうことになります。そこで苦を苦として受け入れるほかないのです。しかし苦を鎮める道もあって、あくことなき貪欲を慎めば、いたずらに苦にあえぐこともありません。「知足《ちそく》」（『老子』）をわきまえることが賢明なのです。「知足」は、「求めない」ことに通じます。しかし求めるのをやめたら、求めていたものが得られるという逆説は、見返りを保障しているかのようで誤解を生みます。得られないものは得られない、という諦め（明らめ）が肝要です。過剰に求めてばかりいた欲望の荷物を下ろす。そうすると、予期しなかったような新鮮な境地が訪れるかもしれません。加島氏の詩句もそのように読むとよいのでしょう。

さて神経症者は、健常者と質的にさほど変わらない不安や不快にとらわれて、心の違和感を取り除こうとします。つまり、症状と呼んでもよい主観的な違和感はあるにせよ、症状にとらわれて、さらに、治すことに固執しています。神経症の主な病理は、いわば「治したがり病」になっていることなのです。「心は萬境に随って転ず」と言われるごとく、心は流動変化しており、これが完全無欠な心だと基準を示すことはできません。汚れた心も心のうちであり、心を無菌状態のようにすることはできません。心の中には雑菌がいっぱいいますし、いてもよいのです。心中の雑菌と共生して、人間は成長していくのでしょう。ですから、神経症者が症状を治して欲しがる「求め」には応じないで、「治したがり病」を治してやるのが、サイコセラピストの本当の親切であり、誠意ある対応です。近年の数多くあるサイコセラピーの大半は、症状を治療対象にしています。

二一世紀の「くすし」が症状を治すために、薬物処方を続けている今日だからこそ、せめてサイコセラピストは、症状の「治し屋」にならずに、「治したがり病」を治す人であってほしいと期待するものです。しかし喧伝されるのは、えてして「治したがり病」を呼び込むサイコセラピーです。森田療法は、その横並びにあるものではありません。近年の森田療法への関心は、それが「治す」サイコセラピーのひとつであるかのような、錯覚によっているると思われる節があります。

症状を治すよりも、人間の育成や再教育を意図するサイコセラピーの代表的なものが、森田療法です。しかし、このような問題意識に発し、かつ一時の流行ものでなく、厳格な客観的評価に耐えうるものであれば、なに療法でもよいでしょう。

いや、むしろなに療法と言う必要もない。サイコセラピーというものは、本来人を育て、生きることを応援するものであると思うのです。

## 4　森田療法における不都合な真実―原法の衰退とその事情について―

### (1)　今、なぜ、この話題か

森田正馬が彼の療法を確立したのは、一九一九年であったとするのが、一応の定説になっています。しかし森田は、実際にはそれ以前からこの療法を実施し始めていたので、今や既に森田療法は、事実上百周年を迎えていることになります。

百年の歳月の間に、当然ながら、社会は大きく変動しました。森田療法を取り巻く文化や人心は変化し、歳月は森田療法そのものをも変容させました。時代が森田療法に変化を強いたとも、森田療法が時代に適応努力をしているとも受け取れますが、いずれにせよ森田療法の受難は続いています。このような事態の兆しは、戦後早くから見られ、徐々に進行してきたもので、急に始まったことではありません。心中穏やかならざるまま、私たちはこの不都合な流れを体感してきました。森田療法の本質部分が変質する危機にさらされ、原法は衰退しつつあるのです。事態は切実に過ぎるため、そしてもはや切実さを感じない人たちが増えたため、この末期的事実について私たちは表向きには黙しがちになっています。私たちと言いましたが、思えばいつの間にやら古参組という意味での〝マイナーな私たち〟のひとりになっている自分を認めざるを得ません。メジャーの渦中からはぐれた徒輩の視点から、やや冷めた発言になるかもしれませんが、マイノリティの弁として感懐を漏らします。

以下、原法の衰退に関わる要因として考えうるものを列挙して、その事情の解説を試みます。

### (2) 神経質の変貌(要因:その一)

生の欲望が強く、理想が高く、自己中心的だが内省性を有しているとされる性質が、森田神経質、あるいは神経質の純型と呼ばれたところの、古典的な神経質の特徴でした。このような人たちは、その性質ゆえに思想の矛盾に陥って悩みますが、同時に彼らには、向上心、克己心があって、厳しい治療的環境にも耐えて頑張る忍従の姿勢が見られたのです。このような神経質の純型は、戦後より減少の途をたどり、今や絶滅危惧種のようになりました。

代わって増加したのは、漠然とした不全感を抱えて、悩みを内に溜めこむ力がなく、性急に癒やされたがって、思い通りにならないと辛抱できずに、他罰的になる人たちです。彼らは、不安に耐えて生活することが基本をなす森田療法に適応することができません。悩むという点では確かに悩める人たちですから、一応神経質のカテゴリーに入れて、純型に対して不純型と言われてきました。彼らは、自称神経質、自称神経症ですが、その自称性には問題があります。このような不純型の病理の特徴は、神経質というより、むしろ境界性パーソナリティ障害に通じるものです。そして森田神経質の減少は、境界性パーソナリティ障害の汎化と表裏をなしているのです。

もっとも私は、パーソナリティ障害が全面的に森田療法と相容れないと決めつけるものでもありません。彼らの悩みは人間の実存に触れるところがあります。それゆえに、悩み尽くした果てにおいて、森田療法の門を叩き、絶望の淵から必死で甦っていく人もいます。ただし、そこに至るには時熟という機の訪れが必要です。ですから、概して彼らが、神経質の純型と違って、森田療法の原法の一筋縄ではうまくいかない類の人たちであることは、やはり紛れもない事実です。

神経質の純型が減ってボーダーライン化したこのような現象は、わが国の社会や教育や家族の現実を反映しています。ともあれ、神経質の生態系は変化しました。

森田療法を志向する者においては、忍従の精神があってこそ、森田療法の原法が質の高い効果を生みます。パーソナリティ障害の混じった人たちには、その病理に合わせて原法が手綱を緩めるのも一法です。しかし、そうすれば原法の醍醐味が損なわれます。あるいは原法ではなくなります。一方原法が彼らに対して厳格さを貫けば、アクティング・アウト（行動化）のリスクが高まります。森田療法の原法にとって、どちらも避けたいところではありますが、避けがたい不都合な現実になっています。

蛇足として説明すれば、ここで言う原法とは、主に入院原法を指していますが、外来における原法も無論あり得ます。症状に焦点を当てずに、それを不問に付し、修養的な生活を慫慂《しょうよう》して、生活の中で人格が陶冶され、人間性が伸長するように、指導するものです。ともあれ、変貌した神経質(不純型もしくはボーダーライン化した病理)の人たちは、ひとたびはどん底に落ちて、立ち直ろうとする心境になるのでなければ、せっかくの原法の恩恵に浴すに至りません。

市民の間で、知識としての森田療法が普及しつつある今日の傾向と裏腹に、知識が何の役にも立っていず、自分自身をみつめて内省できない患者さんが、本物の森田療法を回避して、概して易きにつく現象が起こっており、医療として未だに生き延びている森田療法の原法が、過去の遺物視される風潮があるのは不都合な現状で、如何ともし難い不幸なことです。

### (3) 診療における経済性の問題(要因：その二)

現実社会においては、経済原則に従い、診療には当然報酬が支払われます。まず精神科以外の診療科を考えてみると、名医と迷医の差に問題はあるにせよ、検査や治療は可視的、物理的であり、定められた報酬は、たとえ高額であっても、事務的に算出されたものを、受益者である患者側が支払う仕組みになっています。精神科においても、精神疾患の治療を要する患者さんに対して、精神的健康の回復をはかる診療をおこない、診療への対価として報酬が支払われます。ところが精神科では、患者自身、またときには家族ですら、治療的受益を客観的に認識し難い面があります。そして、受益と対価を正確に認識しづらい最たるものが、精神療法です。この精神療法に対する治療費の負担について、神経症者はとりわけ敏感です。不安を取り除いて、安心を与えてほしいと、完全主義的に望んで、精神療法に期待をかけるからです。そのような人たちは、精神療法に値踏みをします。精神療法のうちでも、とくに森田療法は、その価値をあらかじめ金銭的に定量化することは困難です。森田療法の値打ちは、当事者の望み通りに不安が取り除かれ、心の安らぎが与えられるか否かを基準に、あらかじめ当事者が計り知ることはできません。この療法は、症状を近視眼的に見つめている患者さんを、その視界の彼方へと連れてゆくものです。値踏みをすること自体が症状そのものですから、具合が悪いのです。

そもそも日本人は、無形の指導や相談や治療的やりとりに、相応の金銭的対価を負うという習慣を有していません。そんなわけで、精神療法への支払いについては、疑心暗鬼になる患者さんが多いという現実があります。森田療法以外の、精神科の病院やクリニックでは、多くの場合、投薬と抱き合わせにしていて、投薬が精神療法の代金問題への緩衝材になっているものと推測します。

このように、まず国民性として、さらに患者さん側の認識として、精神療法が過小に評価される傾向にあるわが国においては、健康保険での精神療法の報酬は限られています。本来、森田療法は精神療法のみを専一とするものですが、そのような森田療法を健康保険のみでおこない、赤字にならぬように診療機関を経営維持していくことは、もはや至難の時代になっています。

森田正馬先生は、このような大変な宿題を残してくれました。森田先生自身は独特の金銭感覚を持っていました。学生時代には、大学入学後の学費を父親に依存せずに済むよう、無断で医家の養子になってみたりと、芝居がかったことをしたエピソードがありました。医者として開業してからは、患者から高額の治療費を受け取っています。「お金儲けが上手」と弟子から言われたこともありました（神奈川歯科大学の澤野啓一先生からお教え頂いた話です）。その一方で、郷里のために高額の寄付もしました。それにしても、高額の治療費を取った「余の療法」の診療は、庶民には手の届かない次元で営まれていたのではなかったかと思われます。森田先生は、後世において、森田療法を市民に向けて保険診療で実施することは採算的に難しいという、経済性の壁に早晩ぶつかる問題を、予期して下さらなかったようです。

### (4) 森田療法における治療者育成の停滞(要因：その三)

心というものは本来割り切れないものなのですが、近年、精神科の、とりわけ若手の医師たちにおいては、操作的診断統計マニュアルとアルゴリズムに従って診療を進めるやり方が主流になっているように見えます。病んで、そして悩んで生きている人間としての患者さんと邂逅すること、そこにこそ精神科診療の意義があることは言うまでもありません。しかし精神医療に従事するには、高度な専門性に習熟することを求められますから、その過重な専門的な労働は、必然的にシステム化されています。それはやむを得ないことです。

このような精神科の現実においては、薬物療法は不可欠である一方、精神療法に関心を持つ若手の精神科医師は減少しています。まして森田療法が彼らの関心を惹く可能性は、きわめてまれになっています。

森田療法は認知行動療法化して、外来の中に拡散して見え難くなっており、これが森田療法だというものに若手医師が遭遇する機会は滅多にありません。彼らの頭の中に森田療法のイメージがあるとすれば、それは古臭くて、宗教まがいで非科学的で、治癒のエビデンスが不明確で、そして採算がとれない、といったものであろうと思われます。実際にマイナス面をあげつらえば、ほぼその通りなのです。

それでも、何かの機縁で森田療法に関心を持つ若手の方々がおられます。すると、次に浮上するのは、治療者の育成の問題です。それはこと改めて研修制度の整備が必要であるということを、必ずしも意味しません。日常の森田療法的な診療の中で、先達に学び、自分も体験してこそ、森田療法が自然に身についていくのです。原法、つまり森田正馬の創始した療法の真髄を継承している療法に、まずは触れてみることが肝要です。かつて大原健士郎先生は、剣道の「守破離」にたとえて、森田療法を応用し広げるのもよいが、原法の「守」から入門しないと、森田療法の本当の発展にはなり得ない、という趣意のことを学会で述べておられました。大原先生のお弟子さんの南條幸弘先生も、同じことをご自身のブログ、「神経質礼賛」に書いておられました。しかしながら、残念なことに、原法の森田療法を直接肌で感じる体験をできる病院や診療所は、減るばかりです。わが国の精神科医の中には、若手に限らずとも、今、改めて森田療法の原点に触れてみようと志向される先生方が、一部には確かにおられるものと推測しますが、そのような方々にとって、機会は狭まるばかりで、不都合な事態になっています。

認知行動療法との違いがわかり難い外来森田療法への陪席や、座講やビデオでの森田療法講義も、勉強にはなるでしょうが、それらは生きた森田療法の体験にはなりません。

世代から世代へと繰り返される森田療法の継承の過程で、真髄部分のＤＮＡが希薄になるばかりです。

私は長年三聖病院に関わって、ここで学び、かつ考えさせられたことが多々あります。ここでは教えられた貴重なエピソードのひとつを披露しておきます。初代院長（宇佐玄雄先生）は、当時の入院患者さんに向かって次のように語っていたそうです。「森田療法の神髄は、善光寺の床下の戒壇めぐりのようなものである。暗闇の中を手探りで進むのだ。伝って行けば行けるのだ」と。そしてありし日の玄雄先生は、息子（二代目の現院長である宇佐晋一先生）に対してどんな英才教育をなさったと思いきや、入院患者に教えたのと同じく、森田療法の神髄について、善光寺の床下の戒壇めぐりの教えしかしなかったのだそうです。御曹司を二代目の院長に仕立て上げるために、院長マニュアルのような秘伝の虎の巻を授けたのではありませんでした。家庭では父親として、息子を厳しく育て、息子が医師になってからは、父、院長のそばに侍らせて、無言の教育をしたのでした。修養に励む患者にとっても、院長の卵にとっても、森田療法の「こつ」として、善光寺床下の戒壇めぐりがあるばかりだったのです。

隔世の感がありますが、後進を育成しようとなさる森田療法家の方々や、森田療法に入門しようとなさる方々に、味わって頂きたく、「戒壇めぐり」のエピソードを敢えて記しました。

## (5)　それでも森田療法は生き続ける

森田療法は、森田療法のためにあるのではありません。原法は、原法のためにあるのではありません。古色蒼然とした禅寺のような病院が朽ち果てたら、森田療法の原法が消滅するわけでもありません。禅寺めいた病院の存在が、神経症者に悟り幻想を与えていたというパラドックスもありました。悟りを得なければ神経症は治らないのだと、そう思いこんで受診する人たちがいました。悟り幻想が新たな思想の矛盾を生んでいる面もあるのです。生活に打ち込んでいること自体が悟りの姿であり、森田療法は、森田療法という療法名すら無用のアノニムな生き方として、アノニムな生活者の中に生き続けるでしょう。森田療法の真髄とは、元々そんなものではなかったか、と思います。

明治末から大正、昭和初期の頃は、たとえば夏目漱石がそうであったように「神経衰弱」は悩めるインテリの流行病のような側面があり、文化人は禅に関心を持ちました。禅の思想には、究極の深い人間観を見ることができます。一歩進めて、それを神経質の治療に生かした森田の業績は、極めて高く評価されます。

しかし、日本の社会の下層には、神経衰弱や神経質や神経症という病名とも、禅思想や座禅とも無縁に、貧困や矛盾を生き抜き、また片隅での幸せを体験していた無名の人たちが無数にいたはずです。そのような生活者たちが、森田療法と呼ばれることになる療法の真の体現者だったでしょう。

森田療法はそもそも、Convenient な利便性を求める精神療法ではありません。コンビニ店でなんでも買えるような都合の良さと、対極にあるものです。森田療法はコンビニでは買えません。Inconvenient（不都合）な真実に従いつつ、事態を切り開いていくのが森田療法です。森田療法は今後もまた、日常生活の中に還元されていけばよいのです。あるいは、昔から今日まで、地下水のように、見えないところで流れ続けているものかもしれないのです。

〈文献〉


＊1　岡本重慶「森田療法と移行対象」、「精神分析」（神戸精神分析学会機関誌）第七号、七三‐八二、一九九九

＊2　土居健郎『甘えの構造』弘文堂、一九七一

＊3　新福尚武「森田療法で起こりがちな〝精神療法的副作用〟」、「季刊　精神療法」第六巻第一号、一六‐二二、一九八〇

＊4　岡本重慶「精神療法における失敗―精神分析と森田療法の間で―」、「佛教大学教育学部論集」第一一号、二一五‐二三〇、二〇〇〇

＊5　井原裕「治さない―思春期臨床における『病気喧伝』（disease mongering）の回避―」、「臨床精神医学」第三九巻第一二号、一五七七‐一五八一、二〇一〇

＊6　加島祥造『求めない』小学館、二〇〇七

# 第2章 「神経質」論を顧みる

## 1 森田正馬の「神経質」概念についての偶感

過日、ある森田療法の研究会で、「森田療法の忘れもの—隠れた先哲たちの智恵—」と題する発表をしました。その際、複数の先人たちのことに触れると共に、森田の「神経質」概念の構築の大作業は、森田自身にとっても、後世のわれわれにとっても、仕上げが保留された忘れものになっていると指摘しました。そのつけは自分に戻ってきて、なんらかの独自のコメントを述べる必要が生じました。そこで以下に、森田の「神経質」概念について、偶感を記して責めを塞ぎます。

### (1) 森田の「神経質」と「神経衰弱」

森田は、ベアードの「神経衰弱」の概念を否定して、神経は衰弱するから休養を要すると考えるのは誤りであるという指摘をしました。そして自分は新たに、「神経質」という概念を提唱すると言ったのです。しかし、実際には森田は「神経衰弱」の概念を多少とも引きずらざるを得ませんでした。以後も森田は「神経衰弱」という用語をときどき使ったのみならず、入院第一期の意義の一つに疲労回復を挙げていますから、衰弱状態に対する休養の必要性を、ある程度認めていたことになります。そんなわけですから、森田は「神経衰弱」概念を否定して「神経質」と呼ぶのが正しいと力説したものの、十分な説得力を伴っていたかどうかは疑問です。森田の高唱した「神経質」は極めて重要ですが理論構築の緻密さを欠く概念だったことは否めず、客観的には曖昧さが払拭されずに、その概念規定は持ち越されて、今日に至っているように思われるのです。

さらに森田は、「疾病発生の条件」として、「素質×機会×病因」という模式を掲げています。この模式は病としての神経症の発生を動的、構造的に捉えている点で卓越していますが、不明確さを含んでもいます。

彼は「ヒポコンドリー性基調」という漠たる概念を持ち出して、それを模式における素質に近いものとしていました。しかし「基調」という用語が曖昧ですし、また神経質や神経症のすべてがヒポコンドリーではありませんから、ヒポコンドリー性基調という用語や概念をいったん棚上げにする方が、神経質を理解しやすくなるでしょう。

森田はまた「病因」の説明に「精神交互作用」を当てていますが、これも対応性において当を得ているかどうか問題です。

病の成立を説明するには、一次的原因としての「病因」、病因によって病理現象が発生する「病態発生」のメカニズム、そして具体的に症状が現れる「病像形成」のメカニズム――、これらの適切な説明が必要なのではないでしょうか。そのように考えて、森田の神経質概念の中身は重んじて、それを変えることなく、その説明のしかたを改める必要があります。とりあえず、私的に、不完全を顧みず、それを試みると、次のようになります。

①　病因＝生来性の、心身の脆弱な素質（過敏、易刺激性、緊張や興奮の持続性、易疲労性、機能的に強と弱の両極にぶれやすい不安定性）＝「神経質」

＊中枢脳としては、大脳新皮質ではなく、大脳基底核より以下で、辺縁系や間脳も関与していると推測される。

②　病態発生の機制＝（素質の上に）急激な、または持続的な負荷や侵襲が加わると、→心身の機能的衰弱や失調が起こり、→それが主に個体の心身の脆弱な部位（locus minoris resistentiae）や働きに症状として発現する。（①×②＝「神経衰弱」）

③　病像形成の機制＝いったん現れた症状に注意が向いて、違和感が増し、そのため症状に一層注意が向いて、一次的に起こっただけの症状が二次的に増強されるという悪循環が起こる（これが森田の言う「精神交互作用」）。このようにして病像（症状）は二次的作用が加わって形成される。

以上のような機転から、[①×②×③＝病（神経症）]という模式が成立します。

このように考えれば、「神経質」、「神経衰弱」、「神経症」の三者の関係も理解できます。この説明においては、（森田の考え方に、表面上は忠実さを欠くかもしれませんが）「神経衰弱」という概念も生かしています。

### (2)「神経衰弱」と「精神衰弱」

「神経衰弱」と類似の概念に、ジャネ（P. Janet）の「精神衰弱」があります。ジャネは、当初はシャルコーの助手をしていたフランス人精神科医師で、フロイトと同時代の人ですが、神経症圏の病理について精神分析と異なる見方をしました。ジャネは、フロイトのように症状という局所的な病理の意味解釈をするのでなく、精神機能全体を、系統的、構造的、かつ力動的に捉えました。当時、神経症とほぼ同義的な「神経衰弱」の概念が、すでにありましたが、それは主に自律神経機能の体質的な脆弱性の面を指して、「神経」の衰弱と言ったものであったので、補完的に「精神」の衰弱にも光を当てて、神経症圏の病理をより理解する必要がある、という時代の要請に応えるものでもありました。

ジャネによれば、精神活動は、低次の精神機能の上に、より進化した高次の精神機能があり、階層的構造をなしている。そして健全な状態では、高次の機能を中心に精神機能全体が統合されて、動的に「心的緊張（tension psychologique）」を保って、「心的な力（force psychologique）」を生き生きと発揮、維持している。しかし精神的に脆弱な素質を生来的潜在的に有し、その上に疲憊や精神的外傷的体験などが加わると、精神活動の動的均衡が不全状態になる。この場合、高次の精神機能は、複雑微妙で頑健さに乏しいために、影響を受けて解体しやすい（高次精神機能の解体による症状は、陰性症状と言われる）。また高次機能の統合下にあった低次の精神機能は、高次機能の解体に伴って、解放されてしまうことになる（低次精神機能の解放による症状は、陽性症状と言われる）。「精神衰弱」の症状としては、強迫観念、恐怖症、心気症、不安感、離人症、無力感、自己不全感、注意集中困難などで、神経症の精神面に現れる症状に相当し、かつ陰性症状に当たるものと陽性症状に当たるものの双方が含まれる。

ジャネは、神経症レベルの精神的病態の起こり方を、およそ以上のように捉えて、「精神衰弱」と称しました。「衰弱」という語彙が使われたのは、「神経衰弱」に対応させるためであるとともに、文字通り、機能的に衰弱するという意味によると思われます。衰弱するけれども、可逆的に回復しうるという意味を含んでいるのです。重篤な解体が起こる場合は、統合失調症圏の精神病になるわけですが、ジャネは、精神衰弱をそこまで拡大していず、神経症圏の精神の病態を対象として、「精神衰弱」と称しました。このように進化論を根底に、精神機能における低次から高次までの階層的構造を見て、高次機能の解体と低次機能の解放によって症状が発現するとみなす把握のしかたは、イギリスの神経学者のジャクソンの学説（ジャクソニズム）に酷似しています。実際、ジャネはジャクソンを引用していますから、間違いなくジャクソンの影響を受けたと言えるのです。

しかし「精神衰弱」概念は、素質や、発病の誘因や、症状の形成のされ方に、やや曖昧さを残しており、疾患の単位としては明確ではありません。そのような問題を残していても、神経症の精神面の病態を構造的に捉えて、神経症学の欠落部分を補った貢献は大きいものがあります。フロイトと比較しても、フロイトは主に神経症の陽性症状の方に目を向け、陰性症状に十分に迫ろうとしなかったようですが、ジャネの「精神衰弱」概念によるならば、自己不全感や離人症などの陰性症状と強迫観念などの陽性症状を、構造的に理解することができます。

そして森田の「神経質」概念を改めて考えるにあたって、「神経衰弱」のみならず、「精神衰弱」という第二の目印を視野に入れることで、森田の「神経質」の立場が見えてくるのです。

森田は、自身の学説を心身同一論であると言っている通り、「神経質」の概念を立てるにあたっても、心身を包括的に捉えようとしました。しかしながら、ベアードが「神経衰弱」の原因の一つとして、文明による疲労を指摘し、そのためには休養が必要だという軟弱な言説を流布させたことに対して、森田は敢然と反論したのでした。ところがベアードは、文明や疲労のことだけを言ったのではなく、「神経衰弱」の前提として、先天的に虚弱な「体質」的素因を考えていたのです。そのため、ベアードに対する森田の批判は半ば的を射ていたものの、否定する必要のなかった、衰弱し易い過敏な体質までも一挙に否定したかのようになりました。そのためかあらぬか、以後森田は、自身の「神経質」概念を系統的にまとめるにあたって、四苦八苦しています。ベアードに対しては、部分的な批判だけにとどめておくべきでした。虚弱な体質に基づいて過敏な身体的症状が起こりうるのは当然です。ベアードの「神経衰弱」の症状として挙げられたものは、心身の易疲労性、頭痛、神経痛、外界からの感覚刺激に対する過敏性、不眠、食欲不振、振戦などでした。これらは神経症の身体的な面の症状に当たります。

こうして「神経衰弱」と「精神衰弱」を対比してみると、前者は神経症の身体的な側面を、後者はその精神的な側面を対象として、病態を把握しており、相互に補完的な二つの臨床的概念として理解できます。

森田の時代に、フランスの精神医学はあまり日本に導入されませんでした。しかし一部の人たちによって、ジャネの理論はわが国に紹介されました。森田と同じ呉《くれ》秀三門下の精神科医師、石川貞吉は、ドイツ語文献を通じてジャネを知り、その名を「ヤーネット（Janet）」と呼びつつ、「精神衰弱」概念を評価して、「神経症には、精神的素質に起因する精神的症状と身体的素質に起因する身体的症状があるから、便宜的に両者を分けて、前者に対して『精神衰弱』概念を導入するのが適当である」という趣旨のことを述べたのでした。しかしこれは少数者の意見にとどまり、森田の学説に影響を与えるには至りませんでした。

ただし、森田の著作の中に一カ所のみですが、「精神衰弱」の語が出ています。「神経質に対する余の特殊療法成績」と題された一文[*1]に記載されている症例のひとりで、「ヒポコンドリイ」と総称された群の中の治療転帰が「不完全」であった者として、「五十五歳の軍人で、（…）『退行性精神衰弱』を有していた者」という記載があるのです。詳細は不明ですが、森田は「精神衰弱」の概念に触れたものの、自説に十分に取り入れるには至らなかったことを示唆しており、残念に思われます。

### (3)「変質」と「神経質」

森田の「神経質」における、さらなる問題は、彼が「神経質」を「変質」の一つとして捉えたことです。「変質」は一九世紀のヨーロッパで起こった概念で、わが国の精神科医師も、なんらかの形でそれに触れることになりました。森田は、クレペリンやクラーメルを通して、「変質」概念を取り入れたのです。

それにしても「変質」とはどんな概念であったか、まずその発祥と流れを振り返ってみる必要があります。

一九世紀の中葉に、フランスのモレルは、アダムの原罪によって人類は堕落しているという思想を、劣悪な遺伝的負因の想定される心身の障害者の運命と重ね合わせて捉えました。精神病者や知的障害者や社会的逸脱者がそれに当たり、「変質」と総称しました。そのような種は遺伝し、進行して滅びるに至ると考えたのです。モレルはまた「早発性痴呆」という概念を初めて提唱して、クレペリンに影響を与え、彼に「早発性痴呆」という同名称の学説を提起せしめることになります。一九世紀後半に、マニャンはモレルを継承して、より臨床に忠実に、精神病やアルコール中毒などに対して広く「変質」という概念を与えました。そして、病者およびその家系内の者には、心身にわたる変質徴候（スティグマータ）が現れると指摘しました。心的な面では、猜疑心、恐怖症、渇酒症、窃盗や放火や賭博や殺人や自殺などの衝動、性的倒錯、などであり、身体的には、小頭、大頭など頭蓋や口腔内の奇形、吃音、斜視、左利き、多産ないし流死産、無子症などが挙げられました。

ダーウィンの進化論をポジとすれば、変質論はネガに当たります。イギリスでは、ダーウィニズムの流れで、スペンサーは「社会的進化論」を唱え、劣等な遺伝子をもつ人間は淘汰されて減少していくと考えました。このスペンサーの思想を背景に、医学的にはマニャンが支持する「変質」の概念は、一九世紀後半のヨーロッパを席巻しました。エミール・ゾラが「実験小説」（学術理論に基づいて書く自然主義的な小説）としての作品『居酒屋』で、没落していく「変質」者たちの家系を描いたことはよく知られています。

ドイツ語圏では、オーストリアのクラフト゠エービングは、フランスの変質論の影響を受け、変質の要因を重視して、一九世紀後半（一八八六年）に『性的精神病質』という著作を出しました。また、かのクレペリンは、モレルの「早発性痴呆」の概念を取り入れたのみならず、自身の版を重ねた有名な『精神医学』教科書における精神疾患の分類項目の中に、「精神病質」および、それに近いものとして「生得の病的状態」を挙げているのです。クレペリンは、精神病と精神的健常との中間領域において、フランスの精神科医たちが指摘した「変質」の特徴が、とりわけ顕著に認められるとして、その「中間領域」を「精神病質」と規定しています。そして「精神病質」に近い、その不全型を「生得の病的状態」として、その下位に「神経質」と「強迫神経症」の二つを置いたのです。クレペリンによれば、神経質においては「知的天分は良好なことがあり、のみならず時には、『優秀な変質者』において、すぐれた天才的なものでさえある」、また「精神的発達の全体の方向が著しく偏っていたりする」というのです。またクレペリンは、「神経衰弱」と言われるものでは、身体的な原因が考えられるけれども、一方「神経質」は精神的基礎を有するものであるとみなしました。クレペリンの「神経質」の主な症状としては、次のようなものが列挙されています。易疲労性、転導性（持続的に注意を集中できず気が散ること）、記憶障害（頭に入らないこと）、夢想性、うぬぼれ、自信欠乏、現実意識の欠如、思考の被影響性、情緒性、不機嫌、不全感、心気症、世間からの逃避、などです。*2

同じくドイツ語圏では、クラーメルもまた、「神経質」と「変質」の関係について述べていますが、ここでは詳細を略します。

このようにドイツ語圏では、「神経質」はフランスから流入した「変質」概念を手がかりに、「精神病質」と類似の概念として位置づけられたのでした。森田は、クラフト＝エービングやクレペリンやクラーメルを引用しており、これらの影響を受けたことは明らかです。イギリスにおいては、医学の領域で、神経学者のジャクソンが、個体の脳における、進化した上位機能の解体と下位機能の解放という機制に、進化と変質のせめぎ合いを見ました。これは「変質」だけに焦点を当てたものではありませんでした。このジャクソニズムは、脳と精神機能についての優れて構造的、力動的な学説で、フランスのジャネやエイに継承されます。ジャネの「精神衰弱」理論が、森田に深く届かなかったことは先述しました。

ダーウィンの進化論が現れた後のヨーロッパにおける、進化と変質についての医学的な説や思想を、以上にごく大まかに記しました。今一度、整理すれば次のようになるでしょう。

〔進化と変質についての医学理論や思想の流れ〕

A　医学領域

A－1　フランスのモレルやマニャンによる「変質」論→ドイツ語圏の精神医学に取り入れられ、「変質」論を媒介にして、「精神病質」理論が構築された。「神経質」も「精神病質」の不全型と捉えられた。クレペリンらのドイツ語圏精神医学を学んだ森田正馬は、このような「変質」のニュアンスをもつ「神経質」概念に触れて、影響を受けた。

A－2　神経学のジャクソンは、個体の脳の疾患に、進化した上位機能の解体と下位機能の解放という構造的、力動的な病理を見た。純医学的なこの理論（ジャクソニズム）は、変質論が下火になりつつあったフランスで、ジャネが取り入れるところとなり、「精神衰弱」の病態を説明する理論として援用された。さらに、E・エイの器質力動論（ネオ・ジャクソニズム）として、精神医学的に花開いた。

B　社会的思想領域

イギリスでは、スペンサーが、ダーウィンの進化論に発して、それを人間社会の世代的な発達を説明する思想（「社会的進化論」）へと汎化させた。これは、劣等な遺伝子をもつ家系は滅びることを意味する。一九世紀後半のフランスでは、スペンサーの「社会的進化論」を背景に、マニャンの「変質論」は一世を風靡した。しかし退廃的な思想を含みこんでしまった「変質論」は、以後のフランスで継承されることはなかった。

かくして「変質論」は、ドイツで生き残り、それがわが国に輸入されました。森田正馬はクレペリンらの学説の影響により、「神経質」者を「優秀な変質者」とみなしました。かつて、昭和六年（一九三一年）に森田のもとに入院した九州大学の入江英雄医学士は、森田が神経質を変質の範疇に入れながら、神経質は優れた性質であると評価した矛盾を突いて、昭和八年（一九三三年）に雑誌「神経質」に反論の一文（前年に執筆したもの）を掲載しました。*3 これに対して森田は同年に同じ雑誌に、入江の文を批評する文章を掲載しました。*4 しかし、森田は従来の自分の言説を繰り返して、入江を説得しようとしてはいても、入江の根本的な疑問に対して理路整然と答えたことにはなっていなかったようです。森田理論に反駁した入江は、その後九州大学医学部放射線科の教授となって、優れた研究をし、さらに九州大学の総長になりました。入江は大成したことで、皮肉にも森田が言うように、神経質者は優れた性質の持ち主（「優秀な変質者」）であることを、自己証明してしまったのでしょうか。それとも、森田理論を一蹴して、独自の思想によって成功者になったのでしょうか。

ブラック・ユーモアのようなこの論戦の答えはまだ出ていないのです。

### (4) 追記

森田の「神経質」概念について、その成立に関わる精神医学史的背景を視野に入れて、記述しました。偶感的に書いたので、論じ尽くしていない問題点が残っています。そのいくつかを書き留めておきます。

①　変質について

進化をポジとすれば、ネガとしての変質があることは、医学的に見て、それを否認する理由は何もありません。実際、変質概念は、主にドイツ精神医学において、精神病質という概念になって命脈を保ちました。その名称は公的には市民権を手放したにせよ、人間にそのような病理がある限り、アノニム化した病理として医学的に認知せざるをえないでしょう。ちなみに、ＩＣＤ‐10におけるパーソナリティ障害の中には、かつてクルト・シュナイダーが「精神病質人格」として一〇の類型を挙げたもののいくつかが、名称を変えながらも生き残りを遂げています。

しかし、変質や精神病質の概念が、医学の箱から出て、人間の遺伝子を改良しようとする優生学的思想と繋がるならば、それは極めて危険なものとなります。心しなければならないことは言うまでもありません。

②　精神の階層性

変質という異端視されかねない概念を、クレペリンが精神病質概念に取り入れたことの本来の意義は、精神の階層性を認めることにあったはずです。ちなみに、クレペリンはジャネの精神衰弱理論を肯定的に引用しています。しかしながら、ジャネは精神の階層的構造を重視し、疾患の分類を本位としなかったのに対して、クレペリンは疾患の分類と記述に熱心な学者であり、ここに不幸な齟齬がありました。クレペリンの分類主義的な精神医学の影響を受けた森田は、精神の階層を捉える視点を外してしまうことになりました。変質という概念を取り入れながらも、クレペリンの受け売りになっていた点に、森田の問題があったように思われるのです。

③　ヒポコンドリーについて

森田は、単なる「ヒポコンドリー」という用語の他に、「ヒポコンドリー性基調」、「ヒポコンドリー性傾向」、「ヒポコンドリー性気分」と、様々な言い方をしています。素質としての神経質に近い意味で使ったり、神経質の症状という意味で使ったりしているようで、曖昧模糊としています。森田自身の責任に帰せられます。「ヒポコンドリー」は重要な概念ですが、混乱を避けるために今回は論じませんでした。

④　森田の「神経質」概念を見直すことの今日的意味

「神経質」の定義を厳密に見直さなくても、森田療法的な診療実践は可能です。また、森田は釈尊を「神経質の理想的の大偉人」だと言い、釈尊の教えのように、生老病死の「苦」を生き抜くところに、森田療法の真髄があることを示しました。ここにおいて「神経質」の厳密な定義はほとんど問題になりません。

しかしながら、森田療法の領域にいる私たちは、森田が「神経質」に的を絞って療法を打ち立てたプロセスをたどり、その「神経質」概念がどのようなものであったのか、把握しておくことは、療法の原点を押さえるという意味で必要なことです。原点を捉えていないと、森田療法を知らない人たちにそれをうまく伝えることができません。例えば、海外に森田療法を紹介する際に遭遇する困難は、たとえ文化的土壌の違いはあれ、森田の学説をわれわれが把握しきれていないという自己矛盾にあることを、しばしば思い知らされるのです。

また森田療法にも、時代の変遷に応じた流行があってよいと思われます。けれども、剣道で「守破離」と教えるごとく、基本を押さえて初めて自由な動きができるのです。そのような認識に基づく「不易流行」こそ、森田正馬への最大のオマージュになるのではないでしょうか。

## 2　中村譲―森田正馬に先駆けて「神経質」を論じた精神科医―

### (1)　日本における「神経質」論の先駆け

最初に、野村章恒《あきちか》著『森田正馬評伝』[*5]の中の一節を紹介します。

> 神経質という病名は、森田が最初に命名した病名であろうか。日本で、はじめて神経質を病名として用い、その療法を説いた書物は、医学士中村譲著『神経質と其療法』（明治四十五年一月、敬文館書房刊）であって、呉教授が「執中最難」の題辞を達筆で書き贈り、三宅鉱一博士の推薦の辞が序文にのっている精神医学の書である。その症例は、ツビンゲンの症例を借用していて日本の症例はない。しかし本書に述べられている神経質の本態については、森田説と一部に同じものを見いだすことができる。

わが国で、森田正馬は「神経質」に対する独自の療法を創案しました。森田が苦心を重ねて創り上げた、その療法は、まさしく金字塔です。何があってもその価値が揺らぐことはありません。

では精神医学的な意味での「神経質」の用語と概念についてはどうかと言うと、これもまた森田が彼の療法と併せて、わが国で初めて用いたものだと、一般に受け取られがちです。しかし実際にはそうではなく、「神経質」理論については、中村譲《ゆずる》（通称じょう）という精神科医師が、森田に先駆けて、モノグラフ的な一書を刊行していたのです。このことは、先の野村章恒氏の著作に簡単に触れられている程度です。調べを続けましたが、このあたりの事情、とりわけ中村が「神経質」について研究し、著書を刊行したいきさつや、その本の評価などを記録にとどめた文献は、野村の他に見いだすことができません。いずれにせよ、中村譲の「神経質」の理論の意義や著書刊行に至った経緯をできるだけ明らかにして、森田の理論構築と対比する必要があります。これは以前から気になっていた問題ですが、この度、中村の実績や足跡について調べを進めました。まずは、知り得た中村の経歴について、大まかな点をざっと紹介します。

彼は、神経質についての著書を出した後に、台湾に渡り、台湾で精神医療に従事したのです（これについては、後述します）。

### (2)〔中村譲の経歴（略年表）〕

- 明治一〇年（一八七七年）　新潟県柏崎に生まれる。
- 明治三八年（一九〇五年）　東京大学医学部卒業。
- 明治三九年（一九〇六年）－大正三年（一九一四年）　巣鴨病院の東大精神病学教室で呉秀三の下に学ぶ。

・明治四二年（一九〇九年）【訳書①】ジャンドラッシック述／中村讓訳補『神経衰弱及其療法』
・明治四四年（一九一一年）一月　東大呉秀三教授と共に東大助手として、台湾東部へクレチニズムの調査研究に赴く。
・明治四五年（一九一二年）【著書①】『神経質と其療法』
・大正二年（一九一三年）【著書②】『脳神経衰弱自療法』
・大正四？年（一九一五？年）東京の王子脳病院院長
・大正五年（一九一六年）台湾総督府医院医長として渡台。以後、基隆《キールン》医院長兼台北医学専門学校教授たること一三年。
その間、台北仁濟院（精神病者収容施設）にも勤務。
・大正一四年（一九二五年）ウィーンに留学し、二年後台湾に帰来。
・昭和四年（一九二九年）台北に私立養浩堂医院（精神病院）開設、専ら精神障害者の治療に従事。傍ら台大医学部等の講師として終戦まで勤務。
・昭和二二年（一九四七年）引き揚げて、京都に住む。
・昭和二四？年（一九四九？年）大阪府浜寺病院院長に就任。
・昭和二八年（一九五三年）【著書③】『酒林雑話』
・昭和三一年（一九五六年）【著書④】『女性・与太者・長寿』
＊没年不明。

## (3) 中村譲と森田正馬の接点

中村譲は、森田より三年後に東大医学部を卒業して、同じ精神病学教室の呉秀三の門下に入った人で、森田の後輩にあたります。同じ教室員同士で、しかも「神経質」への関心を共有していたのですから、二人の間には研究上で、なんらかの討論や意見交換が、当然あったことだろうと推測されます。中村は、ブダペストのジャンドラシックの神経衰弱についての論述（ドイツ語）の「訳補」の本を、明治四二年（一九〇九年）に出しています。この訳書を上梓した事情は不明ながら、中村にとって、このときすでに神経衰弱ないし神経質への関心があったことを意味します。あるいは何らかのきっかけで、この翻訳を出すことになり、それを契機に神経質への研究的関心がいや増したとも考えられます。一方森田は、ジャンドラシックの学説の断片を、自著の中に引用していますから、ジャンドラシックの著作への関心を通じてもまた、二人の間に接点はあったはずです。しかし、両人の間に研究交流というほどのものがなされた形跡は、なぜかあまり浮上しません。

森田正馬の日記を調べると、中村譲についての記述が、わずかながら見られます。明治四三年（一九一〇年）五月一二日、「午後巣鴨Kl（注：クリニックのこと）ニ出席、中村譲君ト共ニ帰リ晩餐ヲ共ニシ葡萄ヲ分与ス」。これは明治四二年（一九〇九年）に中村が神経衰弱についてのジャンドラシックの訳本を出した翌年のことですから、二人の間では、たとえばそんな話が交わされたかもしれません。しかし、その後、森田日記に中村の名前が登場するのは明治四五年（一九一二年）一月二一日のことで、森田の誕生日の晩餐会に、「中村譲、○○君ハ差支アリテ来ラズ」とのみ記されています。ちなみに、中村の著書『神経質と其療法』の刊行は、この年の一月三一日付でした。

中村に遅れること約一〇年、森田は神経質についての著書や論文のいくつかを世に送り出した中で、内外の主要な研究者の著作を参考文献として提示しました。しかし、中村の著作を取り上げることは一切ありませんでした。つまり森田は、神経質の研究上、中村の著作を、あるいは中村という人物を意図的に無視したのであり、極めて不自然なものが感じられます。

中村が明治四五年（一九一二年）一月三一日に敬文館書房から上梓した『神経質と其療法』という この本は、その後奇怪な命運を辿ります。同書は、翌大正二年（一九一三年）一一月に、一言一句変わらない同じ内容のままで、『脳神経衰弱自療法』と書名のみ変更して、同じ敬文館書房から刊行し直されたのです。「神経質」について論じているモノグラフの本の題が「脳神経衰弱」の「自療法」に変わったのです。書名は内容とそぐわなくなった上、呉秀三直筆の題辞と三宅鉱一による推薦の辞も姿を消しました。自殺行為にも近い書名の変更です。このような不自然な書名変更には、それを余儀なくさせたどのようなわけがあったのでしょうか。功利的には、「神経質」という言葉よりも、人口に膾炙している「神経衰弱」をタイトルに出し、かつ「自療法」を謳うことで民間での売れ行きを期待したとも、考えられなくはありませんが。それにしても不可解なものが残ります。

## ⑷　研究者としての当時の森田正馬

「神経質」は当時から世俗的に使われていた言葉ですが、精神医学的には、ドイツ語の“Nervosität”に対応する訳語として、用いられだしたものです。この“Nervosität”は、メビウス（一八八五）、クラフト＝エービング（一九〇〇）、クレペリン（一九〇四）、クラメール（一九〇六）らによって論じられてきたものでした。それは当時なりに堅苦しい学問の系譜でしたが、神経衰弱と神経質の区別は、西洋においても概して曖昧でした。

森田はそんな先人たちの説を学んだ上で、臨床に立脚して自分独自の考えを、牛歩のごとく進めていったのです。彼自身、明治四二年（一九〇九年）に、「神経衰弱性精神病性體質」と題する論考を、ある雑誌[*6]に発表し、諸家の説に言及しつつ、自身の考えを披露しています。この時はまだ神経質の呼称を使わず、神経衰弱という用語を用いていますが、注目すべきことに、この文中に早くも神経衰弱の患者の心理状態を見抜いた独特の表現があります。曰く、「是等患者ガ其煩悶ヲ解脱セントスルニ理論的ノ解決ヲ以テスルハ已ニ其病的心理状態ノ性質ニ鑑ミルモ容易ニ其不可能ナル事ヲ知ルヲ得ベシ、佛語ヲ藉リテ之ヲ喩フレバ其いわゆる桔《け》驢《ろ》橛《けつ》（繋ガレタル驢馬ガ廻リ々テ其杭ニカラマリ動キモ得ナラヌ様）トモイフベカラン」。このように神経衰弱の心理は桔驢橛であると喝破しました。けれども、如何せん、この時点では神経質の本態についての森田自身の理論と療法はまだ体系化されてはいませんでした。当時の森田は、様々な研究に精力を分散していて、神経質研究に専従していなかった恨みがあります。神経質についての著作の発表は、中村に先を譲ることになりました。

### (5) 中村譲の「神経質」論

さて中村譲は、まず明治四二年（一九〇九年）に、ジャンドラシックの『神経衰弱及其療法』の翻訳を出しました。パリのシャルコーの弟子にジャンドラシックなる神経病学者がいて、膝蓋腱反射の「ジャンドラシック増強法」で名前を残した人ですが、その人と中村の訳書の著者はおそらく同一人物であろうと推測されます。訳書の著者、ジャンドラシックは、遺伝的な素質の存在を指摘しながら、神経衰弱とは、神経系統の発育が正常からやや異なるものと捉えています。そして一貫して神経衰弱の症状等を論述しています。神経質については、「所謂神経質ト称セラルル人々ハ広義ニオケル神経衰弱者ニ属スベキモノナリ」（中村訳）と書いているのみです。

この翻訳の刊行の三年後、中村は神経質についての著書、『神経質と其療法』を出したのでした。呉秀三の題辞、三宅鉱一の序文を得て、この巻頭部分の豪華さで既にエリートの香りがする書物です。その三宅の序文を紹介しておきます。

医学士中村譲君は篤学の士にして精神神経病学の研鑽と治療とに従事せらるること多年、大に自得するところあり。近時『神経質と其療法』を著はし、以て一は学界に其所信を発表し、一は世人の疑惑を救はんとす。其説くところ平易にして然も懇切、読者をして自ら此至難なる学理を解かしめ、又病者をして自ら其病苦を脱するの道を悟らしむ。是誠に天下萬人のために喜ぶところなり。（以下略）

……………………………

中村は本書で、神経衰弱やヒステリーのような神経病と言われるものは体質性疾病であると言い、病的な素因から症状発呈までを含めて、それを神経質とする捉え方をしています。ジャンドラシックが、どちらかと言うと神経衰弱の症状の平板な記述にとどまったのに対して、中村は基盤としての体質から、精神的症状が出現する機転までを視野に入れた点で、ジャンドラシックを凌駕しました。

中村の神経質論を簡単に紹介します。

まず症状論として、神経質の症状は原発證候（一次症状）と続発證候（二次症状）に分けられる。神経質の素質のために、一次性に次のような證候（症状）が主に精神上に現れる。

・［疲労性の亢進］　これには真性疲労と仮性疲労がある。前者は精神力の消耗によるものである。後者は自信欠乏に陥るもので、これはむしろ続発性の部類に入る。

・［悲哀性の亢進］　神経の疲労衰弱のため、悲哀、不興、元気消沈が起こる。

・［興奮性や刺戟性の亢進］　感情に流れ易く、また自制、堪忍の力なく、激し易い。

・［苦悶］　神経質者は自分では解けない疑団に対して苦悶する。自分の果てもない悩みはなぜ起こったのか、どうしたら脱することができるかと煩悶してやまない。

以上のような原発性證候は、さらに続発性證候に転ずる。心身はもとより一体であるから、精神は生理的身体作能にも影響を与え、睡眠、消化器、循環器、呼吸器などの領域に続発性に證候を起こしうる。加えて原発證候を続発證候に連結する重要な精神機転は、「注意力」である。神経質者は苦悶する素質を有する上に、さらに注意力が動き出すと、精神證候が促進され、さらに生理的身体作能が応発して、不眠、消化不良、心悸亢進などの続発性證候が現れる。そのため苦悶は増し、睡眠や胃や心臓などへ向けて注意力は高まり、続発性證候はさらに増強される。このように、原発、

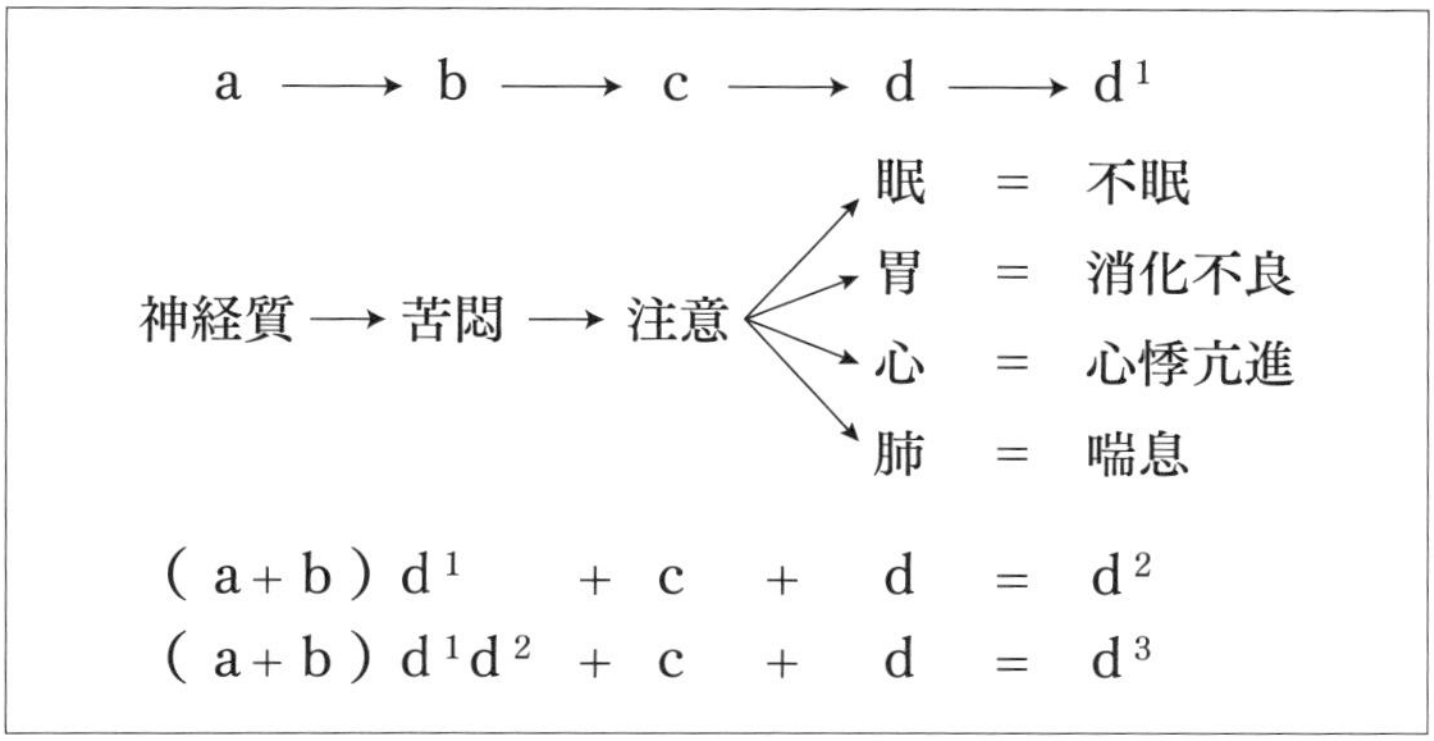


図：原発、続発両證候の「相互呼応」
（中村譲による図をわかりやすく改変したもの）

続発両證候は「相互呼応」を起こす。それを模式化すれば図の通りである。

　こうして「相互呼応」の機転は「愈々其深甚を極め何處を終ともなす能わざるに至らん」。患者は「自ら構成せる誤妄虚空の観念一群」の中に囲い込まれて、その心界は、あたかも修羅の巷をなす。つまるところ神経質の本體について言えば、「神経質とは純然たる一種精神上の特質にして基本體は實に一群の誤妄観念たるものなり」。治療の道は、その誤った観念から救うのみである。

　予防ないし患者自治の総義としては、荘子のいわゆる「平易恬淡なるを以て日常の心となさば足るのみ」。しかし不幸にして迷夢の悲劇に陥った人に対しては、その惑いを解くために、まず医家は患者の心界を理解し、信用を得られるように相対さねばならない。信用は苦悶を払い、不信は疑惑を増す。いたずらに理論的に説得するのでなく、相手に合わせた導き方をすることが肝要である。

症例としては、ツビンゲンの数例とともに、自家症例も数例提示されていて、症例より精神療法的な治療のしかたが窺い知れる。受容的に接しながら、患者の過大な反応には冷静に接し、また症状に対する患者の過剰なまでの不適切な対処行動は、やんわりとこれを制して、その結果、事無きことを認知せしめ、そのようなタイミングを見計らって、誤妄にとらわれていたことを教えるというやり方である。

およそ以上が中村の論旨の要衝です。ここに出色の神経質論が展開されていることがわかります。なお野村章恒氏は、「症例はツビンゲンの症例を借用していて日本の症例はない」と書いておられましたが、それは正確ではなく、中村は、詳細な記述ではないものの、自験症例を複数挙げています。当時中村は巣鴨病院の東大の精神病学講座に所属しており、このような公立の本格的な精神病院に、神経質患者が日常的に受診することはなかったと推測されるため、中村がどこで神経質患者の診療をしたかを確認できないでいますが、ともあれその神経質論は、単なる机上の論ではなく、なにがしかの診療経験を有しての研究であったとみなし得るでしょう。

なお『神経質と其療法』の後半には、当時の各種の治療法が羅列的に記されています。水治療、静電気療法、マッサージ、(快適なる全身の運動としての)作業、遊戯、体操、腹式呼吸、滋養剤、薬治療法などですが、これらの列挙については、研究としての独自性を見いだすことはできません。

## (6) 中村譲と森田正馬、二人の神経質論の比較

神経質の本態についての中村の理論は、野村章恒氏の指摘のごとく、「森田説と一部に同じものを見いだすことができる」のです。中村は、神経質に一次性に出る原発證候を総称して、苦悶と言い、それが注意力によって、二次的に生理的身体作能の領域に続発證候を強め、それがさらに苦悶を増して、終わりのない相互呼応が起こると言います。中村に遅れて森田は、神経質において、注意と感覚の間で精神交互作用が生じることを指摘しました。ある感覚に対して注意を集中すれば、その感覚は鋭敏となり、感覚の鋭敏はさらに注意をその方に固着せしめ、感覚と注意とは相俟って作用して、感覚をますます強大にするというものです。これは中村の言った、神経質における（一次症状と二次症状の間で生起する）相互呼応の現象と酷似しています。まずこの点では、森田は中村の驥尾《きび》に付したという誹りを免れないでしょう。このように言うと、森田には極めて歩の悪いことになりますけれども、先述のごとく明治四二年（一九〇九年）に森田は、すでに中村に先んじて、神経質の心理を「桔驢橛」であると喝破していたのです。「桔驢橛」は、「相互呼応」にも「精神交互作用」にも通じるでしょうから、結局中村も、同じ呉門下の、森田を含む先輩たちの影響を多かれ少なかれ受けていた可能性を否定できません。同じようなことは、中村が、神経質の本態を「誤妄虚空の観念一群」と形容し、森田は「誤想」であると言った類似性についても言えます。それにしても中村は、森田に先駆して、神経質の本態とは、その素質の上に、自ら症状を増悪させる心理機転が働いて、容易に脱出できない状態になっている様であることを、見事に解き明かしました。その功績は歴然とした事実として、認められて然るべきでしょう。

神経質という基本的な概念そのものについては、中村と森田の間で若干の相違が見られます。中村は、この神経質についての著書を出す前に、ジャンドラシックの独文の著作の翻訳をしたくらいで、ドイツ語に堪能な人だったようですが、著書の中で神経質についてのドイツ語圏の学説や文献を引用していず、神経衰弱と言われるものは概ね神経質に等しいものとし、さらに臓躁病（ヒステリー）も神経質に包含しています。そのため、神経質の素質の特徴として、几帳面さ、細心さ、強迫性が捉えられていず、従って症状の相互呼応の動因となる注意力の出どころの説明が、やや不明確です。その点では、森田は神経質をヒポコンドリーに結びつけたので、注意の機能の出現につながります。しかし、ここで付け加えるならば、ヒポコンドリーと言う場合、それは厳密にはそのような傾向もしくは症候のことなのですから、森田においても神経質の素質に密着させるべきは、むしろ強迫性であろうと愚考します。

さて治療についても中村と森田を対比してみます。先に紹介したように、中村の著作に、その治療観が開陳されており、またツビンゲンの症例及び自家症例にみる治療の実際を垣間見ることもできました。それを端的に評せば、今日言うところの認知行動療法に相当するように思われるのです。

一方、森田の真骨頂は、理論もさることながら、苦心と試行錯誤の末に入院原法を編み出して、その療法を営々と実践し続けた臨床家であったところにあります。そのような意味で、神経質の治療の次元で二人を対比することは困難なのです。いや二人は対照的であったと言った方がよいかもしれません。それは中村の人生は、神経質についての著作を公刊した数年後に転機を迎えることになるからです。

森田がその療法を完成したとされる一九一九年に先立つこと三年前、一九一六年、中村は日本による第二次統治の始まった台湾に渡り、日本人最初の精神科医として台湾の精神医療に従事することになったのでした。

中村譲という人の生涯は謎に満ちています。『神経質と其療法』を著したのは弱冠三五歳でした。気鋭の神経質研究者としてスタートを切りながら、その研究を続けず、海を渡ってなぜか台湾で精神医療に従事します。台湾での彼の第二の人生もまた独特のものでした。

とりあえず付け加えれば、中村の生涯もさることながら、中村をめぐる最たる謎は、彼の著作がわが国の神経質研究史の上でほぼ抹殺されてきたことです。私の見落としがあるかもしれません。しかし中村に対して、この拙論以上の論及が過去になかったのならば、それはやはり最大の謎として残ります。

### (7)「夜明け前」の精神医療とドイツ精神医学

神経質研究のモノグラフを世に出した中村譲は、やがて新たな活動の場を求めて台湾に渡りました。彼の神経質の研究は、そのキャリアの中でどのように変貌したのか。彼の生涯をさらに追うことにします。

まずは時代の背景として、二〇世紀初頭の日本の精神科医療の実態を振り返っておく必要があります。精神病者監護法が公布されたのが一九〇〇年のことで、これにより精神障害者の私宅監置が合理化されました。呉秀三によるその「実況」の調査を経て、一九一九年に精神病院法が制定されます。ここに日本の精神医療が歩を踏み出す足場ができたのでした。夜明けに向けて一条の曙光が見えたと言えるのでしょうが、同時にそれは精神病院における収容主義の流れを方向づけるものでもありました。

一九〇五年に医師となった中村譲は、まさにそのような「夜明け前」の日本の精神医療に漬かるとともに、精神医学の頂きにある東大の精神病学教室の当時のアカデミズムにも触れたのです。

呉より先に東大で、最初の精神病学担任の教授になったのは、ベルリン大学に留学して帰国した榊俶《さかきはじめ》で、榊はドイツのグリージンガーやクラフト＝エービングの影響を受けていました。グリージンガーは脳病理学の視点から精神病を捉えた著名な人であり、クラフト＝エービングは、変質学説を基礎に「性的精神病質」を論じたことで知られています。両者の思想は、ある程度クレペリンにも継承され、ドイツの精神医学の中に、「変質」や「精神病質」の概念が定着していました。中村譲や森田正馬らの師、呉秀三は、偏りなく最新の精神医学体系を取り入れましたが、榊の影響があったのみならず、自分もドイツに留学してクレペリンらに直接学んだ経験から、ドイツ精神医学に精通していました。

こうして精神医療の「夜明け前」の時代に、呉の下で、弟子たちはドイツ精神医学を学びながら、それぞれの道を歩みます。ただし榊以来、初期の精神医学は、「変質」を基礎概念とする司法精神医学、梅毒が原因と判明した進行性麻痺の脳病理と治療、精神病の遺伝研究、さらに憑依などの民俗精神医学などが主流をなしていました。森田正馬が初期には犬神憑きの研究をしたり、また神経質を変質の延長上で捉えたことも、当時の流れから理解できます。同時に、神経質に対する森田の療法が、当時の本流の枠を脱した、いかに大胆で自由なものであったかも分かるのです。

中村譲は、果たしてどのような場所にいたのでしょうか。

### (8)　台湾に渡るまでの中村譲

神経衰弱についての本を翻訳し、次いで、神経質について自著を出した中村は、当該分野でどのように研究を展開していたのか、あるいは異なる分野でなんらかの研究活動に従事していたのか。手掛かりを得るため、彼の書いた著作物を調べてみました。かなり時代を遡るので、雑誌については、今日検索可能なものは学術性の高い専門誌に限られますが、「神経学雑誌」などに、論文その他、彼の大小の原稿が掲載されており、それらに接することができました。しかし調べ得た範囲において、中村が神経衰弱や神経質についての原稿を学術雑誌に掲載した形跡がありません。神経衰弱・神経質に関係して、本格的な論文のみならず、雑稿すら浮上しないのです。もっとも当時においては精神病が主な対象であり、脳の病理が研究の王道であったので、中央の学術誌に向けて神経衰弱や神経質についての原稿を寄せることは、憚られたかもしれません。けれども、そのような事情を考慮に入れても、呉秀三や三宅鉱一の承認を得て、神経質についての著書を上梓した中村は、それを単発的に世に出したにとどめたようです。しかるに翌年には、同書の書名を内容にそぐわないタイトルに敢えて変更して、改めて出版し直しています。意図もしくは事情があったにしても、不自然なことであり、識者の顰蹙を買ったことと思われます。そしてこれら二冊（実際は一冊）の本の出版の前後には緘黙的姿勢を通したかのように見えるのです。またもや腑に落ちないものが残ります。

一方では、中村は「王道」の分野で精力的な取り組みをしており、コルサコフ精神病、てんかん、麻痺性痴呆などを対象疾患とする神経学的な研究を残しています。ドイツ語に堪能であったらしく、ドイツの学術雑誌の中から、いくつかの論文を選んで抄訳化し、神経学雑誌に掲載するという、言わば机上の仕事もしています。研究の基盤となる臨床経験については、中村は大正三年（一九一四年）まで東大の呉の下に学んでおり、従ってその間巣鴨病院に関わったはずで、自身の研究についてはおそらく主に巣鴨病院の症例に拠ったのでしょう。しかし当時の彼の経歴については、いくつかの資料によれば東大卒業後、東京医学校（東京医科大学の前身）や、東京女子医専の講師も歴任していました（東大助手と兼務か）。それらの教職と診療との関係は不明ですが、結局彼は、複数の診療機関に関わって、神経質を含む様々な症例に遭遇したものと推定されます。

また呉の教室でのプロジェクトのひとつだったであろう疫学的調査の一環として、明治末に自らの出身地である新潟県内の、血族結婚の多い三面《みおもて》地区における精神病の遺伝についての調査研究もおこないました。その結果、血族結婚そのものが精神病の発生に相関することはなく、問題になるのは精神病の遺伝的因子を負う家系の場合のみであるという報告を出しています。

折しもこの時期、東大では台湾の医学衛生の調査が進められていました。明治四四年（一九一一年）一月、呉秀三は、助手の中村譲と解剖学教室の助手某を伴って、台湾東部にクレチニズムの疫学調査に赴きました。中村が正式に台湾に赴任することになる五年前のことです。

## (9) 台湾における中村譲の活動

日清戦争後に帝国主義日本は台湾を日本領とし、台湾総督府を設けて統治しました。「当時の台湾はマラリアや赤痢、腸チフスなどの伝染病の流行する「瘴癘《しょうれい》」の地で、衛生状態はきわめて不良であった」と言われます。[*7] そのため総督府は医療衛生事業に取り組み始めます。

しかし精神医療については台湾における精神科医師不在のまま、取り残された分野になっていました。このような時期に中村は呉に従って台湾旅行をし、クレチニズムの疫学的な調査に参加しました（一九一一年）。この前年（一九一〇年）には、ジャンドラシックの神経衰弱についての本の訳書を出し、またこの次の年（一九一二年）には、神経質についての著書を出した流れと並行してのことで、中村は、神経質一筋ではなく、精神疾患の生物学的な面にも幅広く関心を有していたのです。それは森田とて同じでしたから、不自然なことではありません。

そして大正五年（一九一六年）、彼に転機がきます。五年前に台湾への調査旅行に加わった経験者として、白羽の矢が立って、引くに引けなかったのか、あるいは自ら雄飛を志し、台湾に新天地を求めたのか、知るすべがありません。ともあれ三九歳にして台湾に渡り、その地で日本人最初の精神科医師として活動を開始したのです。

その立場では、神経質の診療や研究をすることはかなり困難です。しかし神経質を素質の面から捉えて、その地続きにあるものとして変質について臨床的に研究する道がありました。彼の関心はそちらの方向に向かっていったのです。

中村は台湾の総督府の下に赴任して、基隆に開設された基隆医院院長に任命され、精神疾患診療に着手しました。また台北医学専門学校の教授になって精神病学を講じることになります。さらに、中村の来台以前から精神病者収容施設として台北にあった台北仁濟院が、大正一一年(一九二二年)に精神病院となり、彼はここでも診療をすることになりました。

その上、中村は台湾でただ一人の精神科医であったため、診療のみならず司法領域で多数の精神鑑定に従事する任を負い、司法精神医学が彼のひとつの大きな仕事になっていきます。台北医学専門学校の講義においては、自分の司法鑑定例を症例として呈示しています。一九二〇年代以降、彼は警察官練習所や司獄官練習所で講師をつとめ、ロンブローゾの学説を取り入れた犯罪精神医学の講義をして、警察官たちに影響を与えたと言われます。

法的な面では、台湾においては、一九三六年に「精神病者監護法」と「精神病院法」が同時施行されました。「精神病者監護法」は、日本では一九〇〇年の公布で、家族による精神病者の監護責任を規定し、私宅監置を合法化する社会治安を目的としたものであり、「精神病院法」は一九一九年に公布されたもので、私宅監置を廃止して病院を設立することを定めた法でした。台湾では、これらの両法の時代遅れの同時施行により、精神障害者に対する治安維持対策が強化されていきます。

そのような時期の一九三九年九月に、台湾の高等法院検察局が開催した「全島刑事課長及高等課長會議」で、中村は「犯罪と精神異状」と題する講演をおこなっています。検察局はこれを部内秘の好資料として、講演原稿を印刷に付していました。最近わが国で出版された『精神障害者問題資料集成』(岡田靖雄ら編、二〇一一)[*8]に、その「犯罪と精神異状」と題する講演原稿が復刻されて収められています。

これを読むと、中村は「変質」という概念を拡大して用いていることがわかります。ロンブローゾを冒頭で引用しつつ、基本的にはクレペリンの分類にのっとっているようなのですが、しかしクレペリンを通路にしてやはり過去の変質論へと逆行している印象を受けるのです。彼は「神経質」という用語を持ち出すことは避けながらも、様々な変質の症状を列挙する中で、慎重な言及ながら「強迫観念」も変質の中に編入しています。

（筆者注）クレペリンは、精神的健康と精神病の間にある「中間領域」に「精神病質」があり、この領域に「変質」の特徴が顕著に現れるとしました。そして、さらに「中間領域」の不全型としての「生得の病的状態」に当たるものに、「神経質」と「強迫神経症」があると考えました。

中村は、「変質」は、平穏な生活を遂げにくい一種の悪質で、「純然たる遺伝的現象」で、「種族全体の悪質を招致する」もので、精神病者でも精神健常者でもなく、「精神的中間状態と呼びなす」と言っています。当時のドイツ精神医学における「精神病質」の定義に準ずるでしょうが、遺伝的悪質の一元論的な強調は、モレルやマニャンの変質論に通じ、社会防衛的あるいは優生思想的な意味合いが感じられます。加えて、強迫観念を変質に入れたことは、逆行的です。ただし今日的知見からすれば、強迫性障害が必ずしも神経質や神経症とは限りませんから、すべてを心理学化しない叡智の持ち主であったと言うこともできるかもしれません。

ともあれ中村は、台湾で司法精神医学の主導者となりました。先に彼の著書を列記しましたが、台湾で活動していた時期のものを含めていませんでした。以下にそれらを記しておきます（台湾の図書館には保存されているようですが、わが国では閲覧は困難です）。

・『精神病学大要』昭和四年（一九二九年）
・『精神病鑑定例（臺灣篇）』昭和四年（一九二九年）
・『犯罪心理学』昭和四年（一九二九年）
・『精神病学と社会問題』出版年不詳
・『犯罪精神病学』昭和一七年（一九四二年）

さて、総督府が医療衛生の取り組みをした第一の対象は、伝染病でしたが、その中に精神疾患につながる梅毒がありました。神経梅毒、とくに進行性麻痺は当時彼我において少なからず見られた疾患で、その診断と治療は重要な課題でした。感染症以外には、アルコール中毒や青少年の非行が台湾における社会精神医学的な問題、かつ司法につながる問題としてあり、中村は診療の傍ら、司法領域で精神鑑定に従事し続けたのでした。

進行性麻痺については、ウィーン大学にいたクラフト゠エービングが梅毒が原因であることを突き止め、野口英世が梅毒スピロヘータを病原として確定したのでした。治療については、ウィーン大学のクラフト゠エービングの後継者、ワグナー・フォン・ヤウレッグが、マラリア療法と腸チフス・パラチフス混合ワクチンによるワクチン発熱療法を一九一七年に創始しました。台湾においては、伝染病が猖獗《しょうけつ》を極めていたため、マラリア療法に必要なマラリア患者の血液を入手でき、また腸チフスなどのワクチンを作ることも可能であったはずです。中村は進行性麻痺の治療に力を入れました。そしてその流れで、大正一四年（一九二五年）から昭和二年（一九二七年）までの二年間、ウィーン大学神経学研究所のマールブルグ教授のもとに留学しました。そして一九二八年に神経学雑誌に「まらりあ療法ノ施サレタル麻痺性痴呆者及ビ黴毒者ノ大脳皮質ニ於ケル変化ニ就キテ」と題する原著論文を発表し、翌一九二九年、同論文をドイツ語化して公表し、博士論文としたのでした。

留学を終えた中村は、一九二七年に再び台湾に戻っています。そして私財を投じて台北に私立の精神科病院、養浩堂醫院（四一床）を昭和四年（一九二九年）に開設したのでした。この養浩堂醫院は、台湾において民間で設立された最初の精神科病院であったのみならず、単なる収容施設を脱して、ヨーロッパに近づこうとした中村が近代化を目指した病院であったと言われます。

ヨーロッパに留学し、学位も取得したならば、日本に帰って医科大学教授か、少なくとも医学専門学校教授になる道があったはずです。台湾に来て一〇年間、独断専行の誇りもあったか、なかったか、定かでないものの、精神医療のパイオニアとして、それなりの力を尽くした後の欧州留学でした。通常なら台湾で果たした役割に、ここでピリオドを打つことはできたでしょう。しかるに、立身出世と逆の道を選択して、再び台湾に根を下ろし、第一線で私立の精神科病院を開きました。台湾に骨を埋める覚悟だったのでしょうが、何が彼をそうさせたのでしょうか。窺い知ることができません。養浩堂醫院の運営は決して平坦ではありませんでした。様々な事件に見舞われます。患者の放火によって病院が全焼したこともありますが、中村は台北市内の別の土地に養浩堂醫院を再建し、診療を継続したのでした。結果として留学から帰ってから更に約二〇年間、終戦を迎えるまで、彼は台湾の精神科医であり続けました。そして戦後に日本に引き揚げたのでした。

台湾の精神医療史の視点から見るとき、最初の精神科医師として重責を負って来台した中村譲が、台湾で活動した実績に対しては毀誉褒貶相半ばします。

精神障害に対する認識や対策が無いに等しい台湾の地に、精神科医師として単独赴任して、総督府の傘下にいながらも、精力的に精神医療に着手し、先鞭を付けたことは、歴史的に評価されるところです。

一方では、台湾の人たちの本来の文化や社会生活や習慣を無視して、日本人精神科医師はドイツ精神医学を権威のシンボルとして、それを教条的に押し付けることにより、台湾人を支配したという批判が、当然のこととしてあるのです。実際、中村は変質概念を強く掲げて、精神鑑定をおこなったばかりか、警察官を教育し、治安の統制を図る思想の強化に協力したのです。ただ、この時代には、日本においても、遺伝研究と関連して、優生思想がはびこりだし、精神疾患に対する断種法制定への動きがくすぶっており、呉秀三は否定的立場にいたものの、日本の精神医学は思想的な舵の取り方を誤っていました。中村がそのような背景を背負っていたことも、考慮しなければなりますまい。

### ⑽ 帰国、そして関西での晩年

やがて終戦が訪れます。多くの日本人たちは急いで帰国の途についた中で、中村は戦後しばらく台湾に居残って、中華民國國立臺灣大學醫學院の講師として精神病学を担当しました。そして昭和二二年（一九四七年）、台湾での精神科医師としての約三〇年間に終止符を打ち、日本に引き揚げたのです。この時七〇歳になっていたはずです。しかし彼は郷里の新潟にも、東京にも帰らず、関西を生活の場とし、京都に居住しました。経歴を調べていると、意外にも十代の頃京都の旧制中学校を卒業したことが判明しました。当時京都に来たいきさつはわかりません。また、台北市内の旧「仁濟院」跡の建物は古跡として保存されており、中村譲博士の功績を讃えて写真と共に経歴を記載したパネルが掲げられています。そこには三男三女に恵まれていたことも記されています。御子息、御息女は各地におられたはずで、京都に来たのは家族的な事情だった可能性もあります。ともあれ、彼の足跡をたどるうちに、彼が晩年を過ごした地は、奇しくも京都だったことがわかりました。京都では、天龍寺管長の関牧翁《ぼくおう》老師ら文化人と親交を結んでいます。

精神科医師としては、大阪府の精神科病院である浜寺病院の院長に就任しました。浜寺病院は戦火で焼失し、昭和二四年（一九四九年）に再建されたもので、院長就任はこのときであったろうと推定されます。中村譲についての資料や情報を尋ねて、浜寺病院に照会しましたが、古い時代のことゆえ、確たる回答を頂くに至っていません。

さて、戦後に中村は二冊の本を出しています。『酒林雑話』（昭和二八年（一九五三年））と『女性・与太者・長寿』（昭和三一年（一九五六年））です。いずれも書名からすれば、筆まかせの随筆のように思えます。確かに前者は、酒をめぐる博識を披瀝した本ですが、後者は、一見胡散臭い書名とうらはらに、長年台湾と日本で関わった精神医学において自身が依拠した知見や思想を敢えて吐露していて、私記的ですが、文献として重いものです。タイトルから、女性遍歴をした与太者が年をとったという、ドンファンの回想録であるかのように勘違いさせるのは、タイトルの遊びでしょう。著者、中村は「与太者」を、変質者の俗称として用いており、変質についての長年の考えを改めて書きとめています。内容は台湾時代に語っていたこととほとんど変わりませんが、一度は変質の中に入れていた強迫観念を、変質の枠の外に置く配慮も加えられています。しかしその分、変質概念を固めたことにもなります。

「女性」については生物学的に、「長寿」については公衆衛生学的に解説していますが、「女性」の章においては、女性は男性以上に遺伝について強大な力を持つとして、遺伝の重大さを述べています。そしてフランシス・ゴールトンの人種改善学に言及して、これを支持し、優生法のより積極的な実施が必要であるという趣旨のことを書いています。日本において優生法は、中村がまだ台湾にいた一九四〇年に成立していたのは事実です。しかしわが国では、この法の乱用を慎む良識も残っていました。中村が若くして台湾に渡り、恩師、呉秀三から離れ、日本の精神医療の現実の動きから遠ざかっていた空白が、中村に見えない翳りを落としているように感じられます。晩年のこの文章からそれが伝わってくるように思われるのです。

だからと言って、かつての神経質についての著作の輝きを、見失ってはならないのです。

### (11) 酒、あるいはディレッタンティズム

昭和二八年（一九五三年）に書かれた『酒林雑話』という本は、医学にとらわれずに、自身も酒を嗜む人として、酒をめぐる博識を自由自在に筆に託した一書です。医師として、なにか頑なな一面のある中村譲が、ディレッタンティズムをここに縦横に発揮しています。この本の序文に書くべ

き一文が、「跋」として記されていますが、本末転倒の妙すらあり、最後にその跋文の一部を引用しておきます。

著者は（…）常に精神病発生の一主因としてアルコールの毒性を説いてきたのである。而して今其説者にして此著あり、著者を知る者必ずや齊しく之を異とするであろう。然も其実、毒は是れ薬、薬は是れ毒であって、両両其相通ずること、夙に薬物学の教ゆる所である。されば世上酒を稱えて「百薬の長」となし、又之を却けて「百毒の長」となす。世に酒ほど快魅的な飲料はなく、一面又これ程魔性の嗜好品もなかろう。（…）酒を稱ふる詩文歌謡の如何に多く、又是に因む珍談佳話の如何に多き、よりて流石に酒の魅力は概ね窺はれるであろう。（…）そもそも酒の「狂水」乃至「狂薬」たらんこと、固より争ふべくもないが、然も古来禁酒、断酒の所詮徹底し難きを如何せん。さればせめては此の酒の醍醐味に徹し、之を「天上の美禄」と仰ぎ、之を地上の「破悶将軍」と讃美する真の愛酒家は、兎まれかくまれ定めなき世の果報者とも云へよう。（…）此處には更に固有の文学あり将た藝術あり、況や酒そのものの実質的効利の必ずしも僅少でないことを思ひ、敢て禿筆を呵して此小著をものし、以て聊か酒界の展望に資したいと念ずるものである。

洛西伯楽町の寓居にて
著　者

かくして、中村譲の神経質論をめぐる私の雑文は、中村が京都で書いた酒をめぐる雑話の跋文の引用で、ひとまず閉じることにします。

## 謝　辞

中村譲の台湾での活動について知るために、李文瑄《リーウェンシュアン》先生が、御祖父様が官吏として書き残された文献資料を御提供下さいました。また李先生には、台湾の文献の入手をお願いし、快く御協力頂きました。[*9] さらに、台湾の精神医学史の研究者である陳娫湲《ジンジョンウォン》先生から、いくつかの御教示を頂きました。[*10] ここに記して、感謝申し上げます。

〈文献〉


＊1　高良武久ほか編『森田正馬全集』第二巻、白揚社、一九七四
＊2　エミール・クレペリン著、遠藤みどり・稲浪正充訳『強迫神経症』(Emil Kraepelin: PSYCHIATRIE, Achte Auflage, 1915 の部分訳) みすず書房、一九八九、ほか
＊3　入江英雄「神經質に對する一つの見方」、「神経質」第四巻、一四二-一四五、一九三三
＊4　森田正馬「入江君の「神經質に對する一つの見方」を評す」、「神経質」第四巻、一四七-一五一、一九三三
＊5　野村章恒『森田正馬評伝』白揚社、一九七四
＊6　森田正馬「神經衰弱性精神病性體質」、「人性」第五巻第五号・第六号、一九〇九（高良ほか編『森田正馬全集』第一巻、七二-八二、白揚社、一九七四、に収載）
＊7　風祭元「太平洋戦争終結以前の台湾の精神医学・医療」、「精神医学史研究」第一〇巻第一号、五七-六五、

二〇〇六

＊8　中村譲「犯罪と精神異状」、岡田靖雄ら編『精神障害者問題資料集成・戦前編』第九巻XIV、司法精神医学その他、一〇一 - 一一七、六花出版、二〇一一

＊9　王珮瑩「精神醫學凝視下的福爾摩沙―日治中期（一九一六 - 一九二九）中村讓之地位建構與退化理論」、「新北大史學」第三期、八九 - 一〇六、二〇〇五

＊10　陳姃湲「在照治療與隔離収容之間：植民地台灣的精神病院」、陳姃湲編『看不見的植民邊緣』一四四 - 一五九、玉山社出版、二〇一二

# 第3章　人間、森田正馬

## 1　良寛の言葉と森田正馬の死生観

二〇一一年三月一一日、母なる大地と母なる海は、恐るべき牙をむいて人間を襲いました。このような大災害が引き起こした無数の悲劇に対して私たちは何ができるのか…。遠くの地域の診察室で白衣を着て診療している精神科医師は無力感を味わいます。同時に抱く感懐もあります。

### (1)　阪神淡路大震災を回顧して

かつての阪神淡路大震災の時、私は兵庫県で教員として勤務していました。起こった災害は、身近な出来事でした。県の内外から、医師や看護師の「心のケア」のボランティア・チームが、いくつか被災地へ入りました。私はエントリーしていたものの、教員という立場もあって、結局参入する出番はありませんでした。

でも「心のケア」のチームが、仮設住宅で眠れない人たちに睡眠薬を配る類いのこと以上のどんなことができるのか、私はそんな懐疑心を抱いていたのです。心のケアを全面的に否定していたのではありません。しかし精神科の医者であろうとも、物心両面に痛手を負った人たちの心の中に、他人である者が侵入しに行っていいのだろうか。本当の心のケアとはそんなものではないだろう。安易な言葉かけや質問は相手を傷つける。どんな場合も、当事者の方々の個人的尊厳への配慮を欠いてはならない。優柔不断かもしれませんが、そんな自問自答をしていました。折しも、神戸の被災地で複数の大学の心のケアのチームの間で、担当する地域、つまり縄張りをめぐって摩擦が生じているという新聞報道に接して、むなしい思いをしたものでした。

その一方で、こんな話も仄聞しました。ある一匹狼の精神科医は、被災して体に怪我をしている人たちに対して、外科処置をしてまわったというのです。精神科医師も医者の端くれですから、小さな傷口ならその手当てをすることができます。医学の原点は「手当て」です。心の生傷に触るような野暮な、失礼なことをしないで、言葉少なに体の傷口の手当てをすることで、ほんの少しでも、相手を癒やして差し上げることができるかもしれない。また小さなそんな手当てで、相手の方は胸襟を開くかもしれません。ただし胸襟を開かせる手段としての手当てではないのです。手を当てることで、きっと双方が互いに癒やされ合うのです。ボランティアは人のためにするのではありません。情けは人のためならず。一匹狼の精神科医師はどこの誰だったかわかりませんが、精神科医師として自分として、きっと思うところがあったのでしょう。

## (2) 良寛の言ったこと

災難や死に遭遇した場合の態度について、良寛の有名な言葉があります。

江戸時代、文政一一年（一八二八年）に越後で大地震が起こった時のこと。良寛は被害を免れたが、親交のあった俳人、山田杜皐《とこう》という人は被災したので、良寛は山田に見舞い状を出しています。その中に曰くある一文があります。

……………

災難に逢う時節には災難に逢うがよく候。死ぬる時節には死ぬがよく候。是はこれ災難をのがるる妙法にて候。かしこ。

この良寛の言葉には、賛否両論があります。災難をも、死をも、あるがままに受け入れて、身を任すという良寛独特の「任運」の思想であり、運命になりきるところに苦の超越がある。受け取りようによっては随分と冷たい言いようだが、本当に相手を思いやった真実の言葉なのである。禅の立場からは、このような深い読み方によって、良寛の言葉は評価されています。

一方、禅者でない識者からは、良寛の発言はしばしば問題視されます。いくら禅であれ、災害を被った人に対する配慮を欠く、不謹慎なものの言い方であって、不適切であるという、常識を基準とする当然の批判があるのです。

賛否のどちらが賢明なのでしょうか。森田正馬だったら、どちらを是とするだろう。そう考えてみるのですが、仮想の答えは、臨機応変に「人を見て法を説く」という森田の流儀にあるだろうと思います。これは私の仮想ですから、実は私の答えです。相手により、状況により、言葉の処方を変えねばなりません。さらに相手との関係によっても、助言の仕方にヴァリエーションが生じます。良寛の友人は震災の被害を受けたにせよ、二人は親しい間柄だったから、良寛は怪しからぬ発言もできたのでしょうし、相手としても、良寛なら言いそうなことだとして、抵抗なく受け止められたのではないかと思われます。二人の間柄での、いわゆる二人称の言葉です。のみならず、既に年老いていた良寛が、自分自身に向けた一人称の自戒の言葉でもあったでしょう。それにしても、物議を醸す言葉ではあります。

「うらを見せ　おもてを見せて　散るもみじ」

これは良寛が晩年に詠んだ句ですが、「うら」は内側の「心」の意味でしょう。著名な禅僧、良寛とて、表向きの言動と内面の心理とがあったようです。さもなければ人間らしくありません。彼はまた、こんな辞世の句を詠みました。

「散るさくら　残るさくらも　散るさくら」

さらにこの後で、最期の言葉として「死にとうなし」と言ったと伝えられます。[*1] 良寛も人の子でした。「死ぬがよく候」と気取った台詞を吐いて、息を引き取ったのではなかったようでした。

## (3)　森田正馬の死生観

「生死事大」と禅で言われます。生き死にが人生の重大な課題であることは、誰しも頭で分かってはいますが、不可避な死というものは誰にとっても恐ろしい。森田自身、四〇歳にして、はじめて「死は恐れざるを得ず」と悟り、同時に「(生きたいという) 欲望はこれを諦めることはできぬ」と気づいたのです。そして死の恐怖を無くするという無駄な骨折りをやめ、死を怖がりながら生き抜くのみだという境地に到達したのでした。"Man is mortal" であり、人は死を免れない、だから生の欲望のおもむくままに、火花を散らして生きる。仏教でいう涅槃とは死を意味する言葉だが、その反面では、死ぬまで生き抜くことを意味しているのだ、と森田は言っています。

釈尊が自ら悟り、そして教えたように、「死」の問題に観念的な答えはありません。死を含む「生老病死」の四苦に、さらに後半の四つの苦を加えた「四苦八苦」が人生にはつきもので、先送りしたところで、必ずこれらに遭遇することになります。

森田は弟、徳弥を日露戦争で失い、愛児、正一郎に不治の病で先立たれました。愛児が逝ったときは、子どものようにおいおいと泣いたと言われます。

やがて死は森田自身に訪れます。彼は臨終の床にあっても、飽くことなき生存欲を示しました。弟子の長谷川虎男による、次のような追憶の文章があります。[*2]

---

先生は命旦夕に迫られることを知られつつも、尚生きんとする努力に燃え、苦るしい息づかひで、『僕は必死ぢゃ、駄目と見て治療して呉れるな』と悲痛な叫びを発せられた。平素から、『如何に生に執着して跪くか、僕の臨終を見て貰いたい』と仰せられていた先生であった。『生きる力は個人の素質によって、夫々差異がある。生きる力は医者にも分らない』と御病床にあって喘ぎつつ訓《おし》へられたりした。病中の僕の言葉を書きつけて置くやうにと言はれた。

死の床にあっても、自分自身を死に瀕している生身の人間の見本として、弟子たちに臨床講義をしたのでした。

森田は宿痾《しゅくあ》の結核を病み続けており、とくに晩年には健康体ではありませんでしたから、活動を制限されていました。けれども、戦場であたら若い命が散っていくのを嘆き、反戦思想を表明する勇気ある人でした。森田は良寛を引用してはいません。良寛と森田は時代も違うし、立場も違います。しかし、あるがままに生きるという思想は両者に共通ですし、民衆と共に生きた姿勢も似ています。あえて言えば、森田は良寛の任運的な思想に賛同しなかったかもしれません。平成の今の時代に、もし森田が生きていたら、と思いますが、再び仮想すれば、森田なら、白衣を脱ぎ捨て（もともと白衣を着ない医者でしたが）診察室の狭い空間を飛び出して、自分の分限をわきまえて、現実に即応する行動を取ったろうと思います。

大災害に遭遇なさった方々は、四苦八苦に直面しておられます。とりわけ「生苦」（生を享けてこの世で生き続ける苦しみ）、「愛別離苦」（愛する人と別れる苦しみ）など。この世は苦だと仏教が教えていたことが、現実のものになっているのは酷いことです。今日、この事態に、森田療法は何をできるのでしょうか。悼むということは常に手遅れの作業です。そう知りつつも、犠牲者の方々を遠くから悼みます。

## 2　森田正馬の雅号「形外」の意味をめぐって

### (1)　雅号変更についての概略

森田は、自身の雅号「形外」の意味について説明を残していません。記録として残されているのは、雅号変更の簡単な経緯のみです。森田は「我が家の記録」[*3]の中にこう記しています。「明治三十八年（三十二才）（…）九月、此月ヨリ毎月『人體ノ形相』ヲ『日本美術』ニ掲載ス（五回）。余ハ従来、『是空』ト号シタリシガ、日本美術、原氏ノ案ニヨリ形外ト改メタリ」。森田はそれ以上の説明を加えていません。当時の日記を調べても、雅号変更のことに関する記述はみつかりません。原という人物については、森田は後に『久亥《ひさい》の思ひ出』の中で触れていますが、かつての自分の懇親の中に原という人物がいて、博識で、「萬屋博士」と自分は渾名した、と記している程度です。

### (2)　関係者によるいくつかの説

「形外」の意味について、関係者によるいくつかの説はあります。

森田の診療所に入院した経験を持つ大西鋭作氏は「形外とは、形式を無視し人間の心の事実に生きるという意味」だと思うと書いておられます。[*4]

南條幸弘先生はご自身のブログで、「形でないもの、というところから、形外とは精神のことを指しているのではないか、という見方もできる」と述べておられます。

大原健士郎先生は、「『形』は形而上学のことである。つまり、森田療法は思弁的なものではなく科学だという気持ちからこう表現したものであろう」と述べておられます。*5

## (3) アリストテレスのエイドス(「形相」)との関係

さて、われわれは、大原先生のご指摘を無視してしまうこともできないと思います。そこで、アリストテレスの形而上学との関係について、少し考えてみます。

アリストテレスの「エイドス」(「形相」と訳されているもの)との関係においては、人間という存在を「形相」と見て、人間の主体は形相を離れずにありつつも、形相にとらわれない自由なものであり、「形外」とはそのような主体のあり方を表していると考えることも可能かもしれません。このような考え方は、「随所に主と作《な》れば、立処皆真《りっしょみなしん》なり」という禅の『臨済録』の言葉を彷彿とさせます。

しかし、アリストテレスの「エイドス」の概念は難解なものであり、加えて「形相」という明治時代の訳語は、哲学的に適当ではなかったと指摘されている問題にも遭遇します。

かくしてアリストテレスの形而上学の「エイドス」の訳語としての「形相」からの説明は、ここでいったん後退するのです。しかし、訳語の適否は別として、アリストテレスの哲学の一概念として、日本語で「形相」と言われるものがあることを、当時の知識人は知っていたはずです。したがって、そのような表面的な知識としての「形相」概念との関係は、なお否定しきれませんけれども、われわれは、以下でアリストテレスの「エイドス(形相)」との関係から離れて、新たに論を運ぶことにします。

### (4) 森田による「人體の形相」の連載について

森田は、明治三八年（一九〇五年）九月より、雑誌「日本美術」に「人體の形相」という原稿を連載しました。

これは大変奇妙な連載で、ミステリーを含んでいます。

先述したように、森田は「我が家の記録」の中で、この原稿の掲載に触れており、五回と書いていますが、実際には六回連載しています。そして第一回の「はしがき」では、連載を開始するにあたって、人体のみに限らず、「形相」という言葉を駆使しながら、熱意を傾けて美についての思想を述べています。そして第二回目から第四回目まで、視覚について詳述しています。人体の視覚以外の解剖生理についての論述は、第五回目から始まりますが、第六回目でぷつりと連載が終わります。竜頭蛇尾そのものです。

また森田は、「日本美術」の原氏の案で雅号を「是空」から「形外」に改めたと併記していますから、連載の初回から「形外」の号を用い始めたと、読む者は解釈してしまいます。しかしそうではありませんでした。『森田正馬全集』第六巻[*6]の巻末の「解説」（中川四郎先生執筆）によれば、この連載の著者名は、第一回は「医学士森田正馬」、第二回は、単に「是空」、第三回は「森田是空」、第四回以後は「森田形外」になっているのです。第四回が掲載されたのは、明治三九年（一九〇六年）一月なので、森田が号を「形外」に改めたのは明治三九年であったことになります。

しかも、この第四回の掲載原稿の中に、次のような記述があります。「今美術品に就て形相の外に精神を認むることあらば（…）此感情を強く発揮せる所に非ざるなからむか」。この文章を見て、編集発行人の「原氏」が、あっさりと「形外」の号を提案して、その号から「森田形外」の著者名で原稿を掲載してしまった可能性があります。だとすれば、気楽に雅号が変更されたものだと思われますが…、しかし、必ずしもそうではありません。連載中に著者名を二転三転させたことは尋常ではなく、「原氏」との間に何事か卑近な問題があったのではないかという推測がなされても決しておかしくありません。しかし雅号は思想の凝縮ですから、ここでは、まずは思想的な背景を重視して考えてみます。森田が美術について、「形相の外に精神を認むる云々」の記述をした根底には、森田自身が「はしがき」で開陳したような深い美術思想があります。そこにはまず、美術家の「原氏」との思想的交流が関わっていました。「原氏」とは、日本美術家の原安民のことです。

また、森田は日本画家の橋本雅邦を尊敬していたようです。そこで、森田自身の美術思想に加えて、原安民の人と思想、さらに橋本雅邦の美術思想、加えて橋本につながる岡倉天心の美術思想について、以下で触れていきます。

### (5)　森田の美術思想

森田は「日本美術」誌に連載した原稿「人體の形相」(『森田正馬全集』第六巻に収載)の「はしがき」の章で、美術について蘊蓄を傾けました。原安民(当時の姓名は、川崎安。これについては後述)から原稿の執筆依頼を受けた間柄ですから、当然ながら原(川崎)と森田は、基本的に同じ美術思想を有していたでしょう。その共有思想は、簡単に言うと二点になります。

まず第一に、人物を描くには、衣服を着けていても、その内容である肉体が衣服の姿に現れるから、肉体の解剖生理、すなわち人体の形相を究めることが不可欠な要件となるということです。すなわち、形を離れて精神あることなし、という観点から、美術を修めるには、まずは人体の形相を学ぶという基本的心得の大切さを言っています。これは、人体を対象とする美術研究者は、すべからく「人体の形相」を学ぶべきだという、応用解剖学的な連載の趣旨説明そのものです。

第二に重要なことは、人物に限らず、形相を究めることによって初めて像の神髄に達する、という思想です。森田は、「余の尊敬する当代の画伯、橋本雅邦翁の曰く」と言って、「画の真形は形に非ずして其神にあり…」という言葉を引用しています。橋本雅邦のこの言葉は、岡倉天心が「橋本雅邦翁[*7]」という文章で引用したものの再引用です。森田は岡倉の著作をも、関心を持って読んでいたことがわかります（ただし、この再引用における「真形」という言葉の適否について、後述します）。

一方、原（川崎）は、三年後、明治四一年（一九〇八年）に出版した『人體美論[*8]』で、次のように書いています。美には、形式と表現という二要素がある。形式とは外部に現れた物的な形貌で、表現とは内部に潜む精神の謂で、感情あるいは情緒である、と。ただし、原（川崎）は、「形相」という言葉を使っていると思いきや、使っていません。

森田が「人體の形相」の連載を始めたのと同じ明治三八年（一九〇五年）に、原（川崎）は『人體美論』に先立ってもう一冊の著書『人體画法[*9]』を出しており、主にこちらの著書に、森田の「人體の形相」の連載内容、つまり森田と原（川崎）が共有した第一の美術の基本思想による応用解剖生理学的各論が取り入れられています。

森田の雅号の由来は、これを美という視点から見るならば、人体を描く前提としての応用解剖生理学的な形相よりも、森田が連載の「はしがき」の中で熱く語ったような、美術一般における形相と精神の問題に関わることは明らかです。これは森田と原（川崎）が共有した第二の美術思想であり、原（川崎）は著書『人體美論』において、人体美に焦点を当てつつそれを展開したのでした。
森田自身は、その美術論において、橋本雅邦の思想に心酔して、これを高く評価しています。この雅邦への傾倒ぶりは、ある意味、雅邦の教え子にあたる美術家の原（川崎）以上に熱いものを感じます。ちなみに原（川崎）は思想的には、間違いなく橋本雅邦の流れを継承しているものの、原（川崎）の著作に目を通した限り、雅邦を引用してはいません。この点にも少し奇妙な感じは残ります。

ともあれ、森田の美術思想については、「はしがき」の最後の部分に、それをまとめて述べている一文があるので、引用しておきます。「…無形は有形の発展、光明にして、形を離れて神を得んとするは空想に属す、神は形の粋なり、精なり、想化なり、形を極め、視る眼、これを批判する人格を養ひて後、初めて美術の美術たる所以のものを、産出するを得べし…」。

かくして、美術思想の上で森田がなんらかの影響を受けた人物として、まず直接的に交流のあった原安民（川崎安）があり、また尊敬を向けた画伯である橋本雅邦、さらには橋本と切り離せない岡倉天心があります。三者のことについて、以下に順を追って述べます。

## (6)　原安民(川崎安)について

原安民（一八七〇－一九二九）は神奈川県大磯出身で、もとの姓名は川崎伊三郎であったが、名を安に変え、川崎安と名乗っていた。森田正馬より四歳年上にあたる。東京美術学校鋳金科を一八九五年に卒業した。在学中には岡倉天心の講義を丹念にノートしていた。それは美術学校での天心の講義の、貴重な記録となり、天心の『日本美術史』の出版に際して原稿の底本となったもので、今も東京芸術大学に保存されている。

美術学校を卒業後、一九〇〇年から一九一一年まで、東大の解剖学教室に出入りしていた。当初は聴講生として解剖学を学びながら、解剖図の製作を引き受けていた。数年目より小金井良精《よしきよ》博士の下で教室員となり、学内で、美術とその周辺分野の様々な講義を聴講していた。

東京美術学校にいた岡倉天心は、橋本雅邦らとともに学校を退き、新しい美術を追求するため、明治三一年（一八九八年）に東京谷中に、日本美術院を設立した。橋本雅邦を主幹として、活動が続いたこの日本美術院はやがて衰微に向かい、刊行していた雑誌「日本美術」を手離すことになる。この雑誌を川崎安が引き継いで、発行元を日本美術社と改めて、この雑誌の編集発行人となった。そして明治三八年（一九〇五年）九月から、出版元を変えての同誌の新規刊行を開始した。この新たな「日本美術」誌の創刊号より、森田正馬は「人體の形相」を連載したのだった。

この三年後の明治四一年（一九〇八年）に、川崎は『人體美論』という著書を刊行した。内容は人体の美について、裸体美と服装美、さらに態度、姿勢、運動、表情の美など、様々な観点から深く美を論じており、良書であるが、裸体写真の掲載により、発禁本となった。その翌年の明治四二年（一九〇九年）（推定）、大阪の幕末の名医、原老柳の孫娘の千代のところに入り婿として入籍し、原姓となった。妻、千代は事実上東京へ嫁したに等しいので、婿入りの確かな意図は分からないが、姓が変わった事実だけは確かである。しかも同時に、安の一字だった名も、民を加えて安民に変更した。川崎安だった人が、原安民に変わり、姓名は別人のようになったのだった。

精力的に「日本美術」誌の刊行を継続し、また本来鋳金家であったので、明治四五年（一九一二年）に駒込に鋳造工場を作って、その方面の仕事をしている。出版面でも、橋本雅邦の没後、関係者よりその遺作の出版依頼を受けて、『雅邦集』を出した。博識、多才、多能で、正岡子規の門下で俳句、短歌を詠んだ。

奔放な人で、児戯的な奇行をなしたことも語り草になっている。没後に刊行された追憶集[*10]の中に、ある人が次のような性格描写を記しており、その面目が躍如とする。「…直情径行、竹を破ったやうな性格の持ち主であり凡て最終の目的を真善美の大理想に置いて行動し、且つ努力奮闘しつつ事志と違ひ、世間的には多少の齟齬を来し…」。

またある人は、およそ次のように書いている。「原さんの顔はまるで絵に描いた戎子様のように福やかに柔和ですぐ親しめる人であった。にもかかわらず、頗る喧嘩早い、すぐかっとなる人であった」。

以上、この人の経歴や人物像をまとめて記しました。

岡倉天心や橋本雅邦に学んだ人なので、美術思想はその流れを汲んでいます。しかし日本画ではなく、主に彫像などの立体的な造形に携わっていて美術の専門分野をやや異にしており、また自由奔放な性格の持ち主でもあったので、橋本雅邦らの「日本美術院」の思想を忠実に継承しようとしたようではありません。日本人は人体の美に関心を持っていないと言い、西洋的な裸体写真を自著に掲載する一方で、日本人における人体の美の極致は、「茶の湯」の態度の美に尽きると言っています。広い見識を有して、常識に拘泥しない自由人でした。

森田正馬は、「人體の形相」の連載の終わった年に、「日本美術」誌に一度随想文を寄せています。しかし、その後は二人の間に交流の跡を見いだせません。

### (7) 橋本雅邦の美術思想

橋本雅邦（一八三五［天保六］－一九〇八［明治四一］）。狩野派の絵師を父にもつ。幼少より絵の手ほどきを受け、早くも一一歳で木挽町の狩野画塾の雅信の下に入門した。狩野芳崖と奇しくも同時の入門であった。激情的な性格の芳崖と対照的に、雅邦は恭順で温和な性質の持ち主であったが、絵画についての思想を同じくし、二人は生涯を通じての友となった。

画業の道を歩む者として、初期においては、まずは古人の伝統的な画法を学び、基本を身につける研鑽的な修業は必要なことであった。雅邦自身、自分は初期においてはひたすら稽古に励んだが、それは決して無駄なことではなかったと、長じてから当時を回顧して述べている。

しかしながら、幕末の狩野派は、日本画の伝統的な筆法にいたずらに拘泥し、古画を模するのみの、いわゆる粉本主義に陥って生彩を欠く状態になっていた。雅邦と芳崖の師であった狩野雅信は、まさにそのような弊風に陥っており、凡庸な画家だと言われていた。それを批判して狩野芳崖は、「わが師は絵を知り給わず」と公言したと言われる。温厚な人柄の橋本雅邦も、こと絵画については、自由な発想を表現する新しい境地を求めて、静かな情熱を燃やしていた。主張する芳崖に、橋本も意気投合した。橋本雅邦自身の口述を筆記した記録[*11]の中に、その辺のことが回想的に触れられているので、引用しておく。

格別の親友であった芳崖と日常相往来して、互いに絵画上のことを談論し、相慰め、相励んでおりました、そして、常に探幽の糟粕を嘗め、常信の定規に拘るといふことは、斯道の最大弊風である、絵画を進歩の域に進ましむるには、別に更に自己といふものを出さねばならぬと論じて、自ら快としたこともあります。

このような心境にあった雅邦は、新たな域の開拓を模索して、足利時代の東山美術に関心を向けたり、中国の宋元画の遺風を研究したりした。のみならず、あらゆる画風を積極的に学び、西洋画の要素さえ取り入れた。

一方友人の狩野芳崖が、日本美術を評価するフェノロサに注目されたことを機縁に、雅邦もフェノロサを知り、さらに岡倉天心を知ることになった。

明治二一年（一八八八年）、東京美術学校が開設され、若き岡倉天心の校長の下、教諭となり、岡倉の日本画の革新運動を支えた。後年には日本画科主任教授となっている。しかし明治三一年（一八九八年）、学内の事情により、岡倉は美術学校を辞任して、日本美術院を設立する。橋本も岡倉に従って美術学校を辞任し、日本美術院の主幹となって、岡倉と共に在野で、新しい日本美術の振興に努めた。明治三〇年代の時期に、雅邦は、円熟して独自の境地を極め、自分の画風を確立させた。それは日本画の狩野派の筆法を敢えて棄てるものではなかった。形式的な筆法は、それを抑えながらも、伝統的な様式を基本的に採用して、その上に西洋画的な要素を導入した作風であった。日本画と西洋画を融合させた、斬新とも言える用筆を新たな技法として、自由に自己を表現しようとしたのである。それは写実を事としながら、写実にとらわれない画風であった。実物をそのままに写すだけでは絵画に勢いがなくなる、と雅邦は言い、細部に拘泥して形式や技巧にとらわれるようなことなく、気迫が表現されることを絵画の生命と考えたのである。

この気迫のことを、雅邦は口癖のように「心持ち」と言い、その大事さを弟子たちに教えた。絵画の精髄となる作者の情感や情念や想像力のことである。

「名家談叢」[*12]に記された談話において、彼の言う「心持ち」は、かなり禅に近いものとして語られている。その一部を抜粋しておく。「自分を無心にして、其向ったものに力を籠めて書くやうにしなければなりませぬ」。「画工には禅味がなければなりませぬ」。あらかじめ考えた意匠にとらわれて描こうとしては、良い画は描けないとして、言う。「念を去って、筆を持って居ない心持になるやうに覚れぬ以上は、真の画工にはなれませぬ」。

橋本雅邦が最終的に到達する美術思想と、彼が美術思想を語る時に用いた「形相」という言葉の概念とを理解するために、少し堅苦しい記述になったが、雅邦の老成期に至るまでの画家人生を、ここまで略記した。

老成に近づき、円熟した時期の、みずからの美術思想について、雅邦が語っている口述筆記の文章がある。これまた堅苦しくはなるが、重要な文章なので、引用する。*13

私は雪舟、雪村が殊に好きであります、此の人達の描いた画は、形相を外にして、胸に一点の邪念がなくて、誠意一つで以て、これを縑素《けんそ》の上に落すのであるから、自然と神至り、筆したがふといふことになります、唯筆墨を事として構思苦慮の末に漸々出来たものなどが、比べものになりませぬ。

数行置いてさらに次の文章が続く。

一体画の真相(注)といふものは形にあるのではなくて、其神にあるのであります、神があって而して後形が動くのでありますから、所謂物我相會し、心筆相一致して余情が満幅に溢れるのでありますこそうであるのに唯形相ばかりを追ふて、無闇に筆墨を駆るといふことは、本を棄てて末を求むるので、絵画の神髄がこれで発揮されるものとは思はれませぬ。

（筆者注）ここで橋本雅邦が用いた「真相」という重要な言葉は、後に岡倉天心がこの文を引用した際に、転記のミスが生じ、「真形」と誤記されている。そして森田正馬は、岡倉が「真形」と誤転記をしながら引用した橋本の文を、そのまま再引用している。その再引用文は、とりあえずそのままで本書一一四ページに掲載した。重要な語彙の誤転記が、森田の再引用にまで及んでいる。森田にとって、そして森田の文章の読者にとって、橋本の文意を理解するに当たり、多かれ少なかれ妨げが生じていたであろうことは否めない。

ともあれ、橋本雅邦の生涯には、画家としてのドラマを見ることができる。初期においては、伝統的な日本画を学び、稽古を重ねて基本を身につけた。次いで、形骸化した旧弊を破って自由な気風を発揮しようと模索した。そして最終的には、日本画が到達した画法を基本的に用いつつ、それに拘泥せず、また写実にもとらわれずに、描き手の自己の「心持ち」が自由に表現される、活きた絵画を追求した。

橋本雅邦は、岡倉天心とともに日本美術院を拠点として、このような新しい日本画の活動を展開した。

彼は美術を禅と重ねて捉えるところがあったが、晩年には日蓮宗に帰依し、法華経を読んでいたと言われる。その墓は日蓮宗寺院の玉泉院にあり、生前からそこに墓地を定めていたようである。しかし彼の法華経信仰がどのようであったかについては、残念ながらそれを明らかに知る資料を入手することができなかった。

橋本雅邦の美術思想は、画家としての彼の生涯から生まれたものでした。それを理解するために、以上において、彼の生涯の軌跡と合わせて、彼の美術思想をまとめて記述しました。

森田の雅号「形外」の由来については、橋本雅邦の美術思想における「形相」との関係にあると見立てるのが、自然な帰結になろうと思います。

実際、橋本は「形相」という言葉を頻繁に使っています。先に引用した文中でも、雪舟、雪村を称えて、彼らの画は「形相を外にして」いると言っていますが、これは「形相」を超越しているという意であると解せます。

また、画の「真相」は形にはなくて神にある、と言っています。形相の「相」は神髄、精髄、粋、本質、あるいは内容、意味、また橋本自身が強調した「心持ち」のことを指していると考えていいでしょう。岡倉が、この問題の文章を引用した際に、「真相」を「真形」と誤記したらしいことは、先に注記しておきました。ここで「真形」という言葉を当てはめると、文意が通りません。転記の誤りであったとみなして間違いないでしょう。

かくして、橋本が重視したのは、「形」でなく「相」であったことは言うまでもありません。ただし用語にこだわれば、「形」の外（超越）なのか、「形相」の外（超越）なのか、その違いに曖昧さが残ります。橋本雅邦の言葉遣いから、その点を単純に考えれば、「形相」という言葉も、時には便宜的に「形」と同義的に使われていたようです。

「形」と「相」を外面と内面と考えるならば、「形相」はオモテとウラの剥がしがたい両面として考えることができるわけです。雅邦においても、言葉遣いはともかく、思想的に矛盾は生じません。彼は形のすべてを嫌ったのではなく、命ある形を是とし、形骸的な形を非としたのです。

この節の最後に、橋本雅邦と川崎安（原安民）と森田正馬の、三人が交錯した時期のことに触れておきます。時代は動いていました。橋本の盟友芳崖はすでになく、新しい日本画の頂点に立った橋本の作品よりも、さらに斬新な絵画も現れます。日本美術院の活動は不振に陥り、「日本美術」

誌の刊行を継続することも困難になります。明治三八年（一九〇五年）にこの雑誌が手離され、川崎がそれを受け継ぎました。このとき、日本美術院そのものは、事実上解散状態に陥りながらも、なお終焉への途を辿っていました。その日本美術院の主幹が、ほかならぬ橋本雅邦だったのです。「日本美術」誌が川崎の手に渡されるとき、第三者が介在していましたから、橋本と川崎との間に直接のやりとりがあったか、なかったか、定かではありません。この年の夏、雑誌が川崎に渡されるのと時を同じくして、橋本雅邦は日本美術院の主幹を辞しました。それにしても、橋本の胸中には無念なものがあったことと思われます。

この事情は森田も当然知っていたはずです。雑誌の再創刊号から「人體の形相」の連載を始めた森田は、第一回の「はしがき」で熱く美術について論述し、「余の尊敬する当代の画伯、橋本雅邦翁の曰く」と、書いて橋本の文章を引用し、その美術論に対して絶大な讃辞を送っています。森田と橋本の直接の出会いは、おそらくなかったでしょうが、「日本美術」誌の新旧交代劇の中で、二人の間には間接的なえにしが生じました。森田は連載の「はしがき」において、大役を終えて散りゆく大輪の花、橋本雅邦に向けて、はなむけの文章を贈ったのでしょう。

橋本雅邦もまた、手離した我が子「日本美術」誌の、再創刊号を、おそらく一入《ひとしお》の想いで読んでいます。雑誌を介して二人の人物の間に無言の心のドラマがありました。

その三年後に、橋本雅邦は没しました。

### (8) 岡倉天心の美術思想

岡倉天心（本名、覚三）（一八六二［文久二］－一九一三［大正二］）。文明の欧化が進みつつあった明治時代に、日本美術の熱心な研究者、フェノロサと出会い、互いに協力しあって日本美術を再評価し、さらにその新たな発展に貢献した人として有名である。

フェノロサの美術論は、「イデア」を中心とする理想主義的なものであった。この「イデア」は、プラトンの哲学のそれに正確に対応するものであったのかは問題であるが、日本語では「妙想」という言葉が当てられたようである。一説には、橋本雅邦が使った言葉、「心持ち」はフェノロサの「イデア」を訳したものであると言われるが、「妙想」であれ、「心持ち」であれ、プラトンの「イデア」からは意味が離れている。

さて岡倉はフェノロサの理想主義的思想に影響を受けたが、同時に彼は、道教、禅、老荘思想にも傾倒し、東洋的な精神の中にこそ個人の自由があるとする理想主義的な思想を有していた。そして伝統的な日本美術を評価しつつ、幕末の時期に形骸化して行き詰まっていた狩野派の日本画については これを批判し、新しい思想による日本画の改革運動を推進した。美術教育にも熱意を示し、フェノロサ、狩野芳崖、橋本雅邦らとともに、東京美術学校の設立に向けて力を尽くし、明治二二年（一八八九年）に開校に漕ぎ着けた。その直前に狩野芳崖は没するが、岡倉は若くして校長となり、橋本は教諭を経て教授となった。その後、学内での対立の騒動があり、明治三一年（一八九八年）に岡倉は非職となり、橋本らも岡倉に従って辞職し、同年日本美術院を創設して、引き続き在野で新しい日本画の活動を意欲的に続けた。岡倉は思想的な指導者であり、橋本は美術院の主幹として実践面の指導的役割を果たして、岡倉に協力した。

美術学校から美術院にかけて活動した時期の、岡倉の美術思想を表す彼の談話の記録があるので、いくつかを拾ってみる。

「実際を逃るるは可なるも、実際を失ふは不可なり」[*14]（実際の形をそのままに写さないことは許容されるが、実際の本質を見失ってはならない、の意）。「無意味の写生にては不足なり。独り景のみにて、情なくんば不可なりとす」[*15]（意味なく写生するだけでは不十分である。情景の「景」のみを写実的に描いて、「情」を表現しないならば、絵画として不可である、の意）。これらはいずれも、いたずらに形にとらわれる描写に対する戒めであり、形として見えない情趣をこそ表現せよという教えでもある。

「凡そ品位や美の観念を与ふるは、物を離れ、（…）個相を理想化する所にあり。想化の力高ければ自ら品位あり。何にても想化力あるを要す」[*16]。難解な言葉であるが、単に物を物として捉えるのではなく、描き手である主体の想いと個物とが一体となって理想化され、絵画表現へと昇華されるところに、おのずから絵の品位や美が降臨する、と言うのである。「理想化」あるい「想化」という表現が岡倉に独特である。

絵画に限定せず、自身の心境を表しているものとして、古人の漢詩を下敷きしてみずから詠じた五言絶句がある。その承の句に曰く、「物ニ観ズレバ竟ニ吾ナシ」。物に相対して物我一如となって、もはや無心の状態にある、という心境を詠んでいる。この句は老子の詩の一句に基づいているらしいが、禅的でもある。彼の思想が凝縮された分かりやすい一句ではある。

さらに、岡倉の著作『日本美術史』がある。その著作中で彼が説いている美術史の中に、彼自身の美術思想を読み取ることができる。以下にその一部を紹介する。

西洋に比較して、わが国ではかなり早い時代から、美術に「高淡」の味わいが主流をなすようになった。それは鎌倉時代に、禅が日本文化の中に取り入れられたことに起因する。禅の自覚的な思想は、緊張感を生み、美術においても（高雅で淡白な）「高淡」が求められることになった。「高淡」であることは写実を不可欠とはしない。しかし「高淡」を求める自覚的な思想は、写実をいたずらに否定することなく、必要な写実をおのずから重んじた。美術における自覚的な趣は、雪舟、雪村らを輩出させた足利時代にその極みをみた。

自覚的とはみずからを省みることである。そのような高次の精神としての自覚と、無心との関係は問題になるが、自覚を抜きにして無心を考えることはできない。

自覚的であることを起源とした近世の日本美術は、さらに三つの主軸によって形成された。

第一は、「趣致」である。欲望的な面白さの表現を制限、抑制するところに美の真髄を感得せんとする思想、方法である。この「趣致」に二別あり。ひとつは「物外の感情」である。それは対象としての物の外に、物の心、情趣を感じて、かつその情趣を表現することである。もうひとつは「実物的」であることで、実際の物を見つめて、物と一体となり、物の本質に迫ることの必要性である。

第二は、「世外心」である。曰く「塵世を超脱する禅派の清淡を味わい、世外の情を楽しみ、悠々乎として物外に逍遥するをいう」と記している。俗世間のしがらみや欲望への執着を超越したところに、高次の精神性があるとする。

第三は、「古法を重んじること」であるとされる。

岡倉の美術思想を窺い知るに適する箇所を選び、以上に紹介して若干の説明も加えた。

なお、この『日本美術史』の著作の刊行に際して、岡倉自身は原稿を上梓していず、東京美術学校での彼の講義を聴いた当時の学生数人のノートが、底本とした使用されたものであった。そのうち主な底本として、事実上依拠されたのは、川崎安（原安民）が欠かさず講義に出席して、丹念に記述したノートであった。後に「日本美術」誌を買い取った川崎と岡倉の間にも、奇妙な因縁が見られる。

岡倉と橋本雅邦の関係についても、振り返っておかねばならない。二人は、立場、性格、年齢を異にしながら、日本画についての思想と革新へ向けての志を同じくし、互いに全幅の信頼を向け合い、協力し合って、新しい日本画の振興のために活動を進めた。思想家であり指導的な立場にあった天心に対して、雅邦は地道な実践家であった。性格は、外向的で行動的な天心に対して、控え目で謙虚な雅邦。年齢は雅邦の方が二七歳年上であり、実際に画業の経験が豊かであった雅邦を、天心は「先生」と呼んだ。雅邦は、日本美術の革新のために難局を切り開く天心の行動に心意気を感じて、天心に従った。互いに称え合い補い合って、二人は同じ活動を進めることができたのだった。

「形外」の雅号が由来する背景を尋ねるために、森田自身のみならず、川崎安（原安民）、橋本雅邦、岡倉天心の美術思想を述べました。これらに基づいてさらに検討をつけ加える必要があります。それは以下に譲ります。

## (9)　重要な資料についての整理

本稿では、さまざまな資料を調べて、それらに基づいてコメントや説明を記述してきました。古い資料については、中間的な文献を通して間接的に把握していたものもあります。しかし古い資料は、引用されるたびに誤謬が発生することもあり得ます。そこで、今更ですが、重要な文献については、改めて古い原資料を直接調べ直しました。

拙論は多くの重要な資料に依拠していますが、中でもとくに正確かつ厳密に押さえておくべき資料として、次の二つの課題の系列があります。ひとつは森田正馬の「人體の形相」という連載原稿そのものです。今ひとつは橋本雅邦が、「画の真相は形にあらずして云々」と語っている文における「真相」の語が、文献によっては「真形」となっていることについて、それらの原文献の確認が望まれます。以上の二つについて、遅ればせながら調べました。調べてみると、やはり間接的把握では分からなかったことも多少浮上しました。まずその調査結果を記します。

### (9)-1　森田正馬の連載原稿「人體の形相」―原資料の確認―

これまで、『森田正馬全集』に収載されているこの連載稿を参照していましたが、今回、初めて雑誌「日本美術」に掲載されている原資料を見ました。全集に転載されたものとの間に大きな差異は生じてはいませんが、小さな差異はあります。原資料としての連載稿の要領は以下の通りです。

1　医学士森田正馬「人體の形相　はしがき」、「日本美術」八〇号、一一-二〇、明治三八年一

〇月三日発行

2　是空「眼はいかに物を見るか（人體の形相　第一）」、「日本美術」八一号、一六-二二、明治三八年一一月七日発行

3　森田是空「色とは何？（人體の形相　第三）」、「日本美術」八二号、一六-二〇、明治三八年一二月七日発行

4　森田形外「眼の餘論（人體の形相　第四）」、「日本美術」八三号、一三-二一、明治三九年一月一日発行

5　森田形外「人體の外形異點（人體の形相　第五）」、「日本美術」八四号、二七-三四、明治三九年一月三一日発行

6　森田形外「活動せる人體の姿勢（人體の形相　第五）」、「日本美術」八五号、二〇-二四、明治三九年三月三日発行

大筋で『森田正馬全集』に転載されているものと違いはありませんでした。ただし、「日本美術」八〇号の発行は、全集では明治三八年（一九〇五年）九月となっていますが、正しくは一〇月です。その他に原資料の中にある誤謬を転載時に修正したらしき点も見えます。「日本美術」誌の原資料には、連載の第二はなく、第五が二度出てきます。

森田「形外」という雅号が初めて使用されたのは、明治三九年（一九〇六年）一月ですが、日本美術はこの月に二つの号を刊行しており、雅号「形外」の初お目見えは、三九年一月一日発行の第

八三号での「眼の餘論」という原稿の掲載においてです。この第八三号は、橋本雅邦とその門下生の会である「二葉会」（明治三七年（一九〇四年）創立）の特集号であり、森田が雅号「形外」を橋本に贈ったことは明らかです。そして、雅号を「形外」にすればよかろうと、粋な提案をしたのが、川崎安（原安民）だったのです。

### (9)-2　橋本雅邦が発言した語彙としての「真相」あるいは「真形」―文献的確認―

絵画の真髄は形の追求か、相の追求かという問題は、後でもう一度触れることにして、橋本の発言のこの用語が文献により異なるので、時系列的に整理をしておきます。

A　岡倉覚三「橋本雅邦」、「太陽」第一巻第三号、五七二‐五七四、明治二八年（一八九五年）三月

ここで岡倉は次のように書いています。「（橋本雅邦）氏常に曰く画の真相は形に非ずして其の神にあり」。この文が後に繰り返し引用されることになります。

B　岡倉覚三「橋本雅邦翁」、「日本美術」第七号、明治三二年（一八九九年）五月

この原稿はAの再録です。しかし、先の重要な文の中の「真相」の語彙が「真形」に変わっているのです。敢えて変えたのか、誤った転記か、印刷上の誤植か、判然とはしませんが、重要な語彙ゆえ著者岡倉の責任に帰せられるでしょう。

C　橋本雅邦（田村松魚筆記）「橋本雅邦翁」『明治十二傑』九九‐一一三、明治三二年（一八九九

九年）六月

これはインタビューによる聞き書きですが、美術思想の下りでは、ＡまたはＢの文章が取り入れられています。前出の同一文章も出てくるのですが、Ｂにおいて「真形」と変えられた表記は、おそらく聞き書き責任者と橋本自身の両者によって、「真相」に戻されています。表記は「真相」が正しいという判断が成立します。森田正馬が、「人體の形相　はしがき」において引用している岡倉の文では、「真形」の語になっているので、「日本美術」第七号のものと思われます。このＣの文献は、橋本が用いた言葉は「真形」ではなく、「真相」であったことを裏づける点で重要なものです。

## ⑽　さらなる検討

いくつかの項目に分けて検討を書き記しておきます。

### ⑽－１　「人體の形相」の連載をめぐって

森田正馬は、「我が家の記録」で、雑誌「日本美術」に「人體の形相」を連載し、原安民（川崎安）の案により雅号を「形外」と改めたとのみ記していました。その「人體の形相」という連載原稿の執筆の事情について、改めて考えてみます。背景事情は不明ですが、かなり奇異なものがあるように感じられます。

美術解剖学については、夙に明治二四年（一八九一年）に森鴎外が東京美術学校に委嘱されて、その講義を開始していました。『東京芸術大学百年史』[*17]によれば、鴎外において美術解剖が一つの学問領域として体系化されたのであり、「鴎外こそ斯学の創始者」であったと言われます。さらにその後には鴎外の弟子、久米桂一郎が、東京美術学校の嘱託として美術解剖学を担当するとともに、「美術評論」という雑誌に「藝用解剖学」を連載しました。その結果として、森鴎外と久米桂一郎による『藝用解剖学　骨論之部』[*18]が刊行されています。このように既に体系化されたこの分野において、屋上屋を架するかのごとく原稿を連載するならば、それなりの内容が求められます。森田は川崎とどのようにして知り合い、またどうして原稿の執筆依頼を引き受けたのか、経緯は不明ですが、森田は執筆者として適格であったとは思われません。この分野ならば、当時東京大学の解剖学教室に学んでいた川崎安自身がなぜ執筆しなかったのか、解せないものがあります。また題目にある「形相」は医学的な用語ではなく、哲学的、宗教的、または美術思想において用いられた用語ですが、川崎は自著において「形相」の語を使っていないところから、森田自身の発案の題目かもしれず、そうすると、森田の橋本雅邦への思い入れがそこに見えてくるのです。

### ⑽-2　橋本雅邦の禅思想

明治から大正にかけては、日本の精神文化の中に禅が鬱勃と興った時代でした。岡倉天心は、美術を論じるにあたって「自覚」と言い、「無心」と言い、また「塵世を超脱する禅派の清淡を味い」などと言っています。禅の中に超俗的でモダンな風流を見るかのごとき、このような言辞に現代のわれわれは辟易せざるを得ません。しかしそれが当時の風潮で、禅を持ち出す点では、橋本雅邦も例外ではありませんでした。橋本は言います、「画工には禅味がなければなりませぬ」、また「念を去って、筆を持って居ない心持になるやうに覚れぬ以上は、眞の画工にはなれませぬ」。そして物に向かったら「無心」で画様の心持になるのがよいと教えました。

橋本に見るこのような禅への傾斜に対して、大村西崖なる人はこれを批判しています。大村は、岡倉や橋本と対立し、一方森鷗外の弟子にあたり、前出の雑誌「美術評論」を刊行した人物ですが、この雑誌の中で橋本の美術家としての禅思想を論難しています。私的な反論と思しき面を除外して、大村の意見を要約すれば、次のようになります。美術家はすべからく禅を修めて生活せよ、とまで言うならば邪見である、と。しかし橋本は、禅宗に帰依せよとまでは言っていません。森田療法が禅宗を押し付けないのと同様です。美術思想家として禅を重視する岡倉、自ら画工を任じて禅的境地におのずから神髄があると、体験的に言う橋本、そして禅に反駁する大村と、三人三様ですが、これを森田正馬の思想と照らすとき、親和性があるのは、言うまでもなく橋本雅邦における事にあたっての体験的な禅的境地です。

### ⑽-3　美術思想における「形相」について

橋本雅邦の美術思想を述べた箇所で、既におよそのことを記しました。しかし橋本による「形相」の語の用い方も必ずしも明確ではありませんでした。そこで改めてこの語について考えてみます。以前に私たちは、大原健士郎先生が、「形外」とは形而上学ではないという意味である、とされていることを検証しようと、哲学の面からの考察を試みて、アリストテレスの「エイドス」の訳語としての「形相」との関係での解釈を提示してみました。しかし森田の「人體の形相」の「はしがき」の文から、橋本雅邦の美術思想における「形相」との関係で考える方が、極めて自然であるとの見方になったのでした。

しかし「形相」という言葉は多義的です。哲学、宗教、易学、またここで問題にしている美術など、使う分野によって意味が異なり得ます。原義的には、辞書（『広辞苑』）によれば、「形相」の意味は、「すがた」、「かたち」であり、哲学的には「精神の眼で見られたかたち」とあります。「形相」の多義性は、「相」の意味に左右されている可能性があります。辞書（『広辞苑』その他）による「相」の意味は、「ようす」「ありさま」「すがた」「状態」などと漠然とした意味が記されています。しかし一部の辞書（『現代国語例解辞典』）には、「内面の本質を見るべき外面の様子」とあります。易学的意味に傾いている印象もありますが、「内面の本質」を意味の中心に据えているところから、「相」の語へのアプローチが開けます。仏教においても、例えば「実相」という言葉は「真実のすがた」を表します。「法華経」の方便品《ほうべんぼん》に説かれる「十如是《じゅうにょぜ》」の第一は「相」であり、真実を指します。しかし「相」は実際のすがたに即して「形相」と言われるのが通例になっています。このように、内面の本質である「相」が「形」を取って現出するものが「形相」であろうと思われます。本質は「相」にあるという意味では、「形相」において「形」よりも「相」が重要です。

日蓮聖人の墨跡に「尊形相之相」（形相の相を尊ぶ）という下りがありますが（『日蓮聖人真跡集成』法蔵館）、法華経の「十如是」の第一の「相」に通じます。橋本雅邦の宗旨は先祖より日蓮宗だったようですが、法華経の影響をどこまで受けていたかは、わかりません。「形相」の語は分野によって意味合いを異にしますが、「相」を追求する立場によって「相」のニュアンスが違ってくるだけなのでしょう。でも、「本質」に多義はないはずです。

さて美術の領域でも、岡倉や橋本は「形相」(厳密には「形」)より「相」を重んじました。また「相」という語を使わずに、同じ文脈で、「形」よりも「想」を重視する言説の系譜もありました。フェノロサによる「イデア(妙想)」、岡倉天心の「理想」や「想化」、橋本雅邦の「心持ち」の重視の流れです。大村西崖も、また島村抱月も、美における「形」より「想」の重要性を説きました。「相」であれ、「想」であれ、形と本質の調和に基づきながら、対象の本質に迫って、物我一如、主客一体となる境地に本物の美術があるとする思想です。

## (10)-4 雅号「形外」の意味の周辺

雅号「形外」の意味、成立の事情や背景をできるだけ明らかにするために、縷々述べてきました。ここで一応雅号「形外」の成立について、探り得たことを要約的に述べれば、次のようになります。

森田自身は、「形外」の意味を生涯にわたり説明しませんでした。それ自体が奇妙なことです。とにかく森田は、「日本美術」誌に「人體の形相」を連載した際に「日本美術」の原安民の案で、号を「是空」から「形外」に変更したということのみを記していました。しかし、いつどの時点で「形外」の雅号が初登場したかは、調べれば判明しますし、既に『森田正馬全集』第六巻に編集者が書いて下さっています。だから森田が言ったことで参考になったのは、「原の案」だったということだけです。これをどう読み取るかなのです。森田は「人體の形相」の連載第四回の原稿中に、「美術品に就て形相の外に精神を認むる」という文章表現をしていて、これを目に留めた原（川崎）が、ちょうど「日本美術」のこの号が橋本の「二葉会」特集号であることを機に、森田に雅号を「形外」に変えるよう提案したのであろうと、推測することが可能です。提案した原（川崎）、された森田。ここで二人の間で、「形相の外」という思想の由来は、「橋本雅邦」の美術思想によることが再確認されたのでしょう。原（川崎）は橋本に、さほど心酔してはいずとも、否定的でもなく、森田の橋本への尊敬の念を生かすために、「形外」という雅号での執筆を勧めたと考えるのが妥当です。

以上を前提として、森田の橋本への思い入れを追って、橋本の思想の深層や背景を探ろうとしたのが、この拙稿です。「形相の外」は橋本の思想に由来することを確認することが第一の課題です。それは調べの中で確認できました。

第二の課題は、橋本の思想について、橋本の伝記から、また当時の主な美術思想家の思想と対比して、再評価することでした。この第二の課題については、十分な検討を果たしたとは言い難く、若干の課題を残しました。文献的にかなり調査はしましたが、散漫に流れるのを危惧して、割愛してもいます。

一方で、不足だったこととして、フェノロサの美術思想との関係にもっと深く踏み込んでもよかったかと思います。フェノロサが「イデア」と言った言葉は「妙想」と訳されているものの、彼が「イデア」という言葉を発した真の意味の追求をし残しました。

また日蓮聖人が残した墨跡の言葉、「形相の相を尊ぶ」は意味を含んでいます。「形相」という言葉を「法華経」との関係で捉えることも可能になります。橋本の家系は先祖代々日蓮宗の檀家であったらしく、また彼は人生後半においては、同じ美術の道を歩みながら志半ばで逝った連枝たちの墓を、日蓮宗寺院に橋本家の墓と別に設けています。しかし、橋本の法華経信仰について、また信仰と美術思想との関係については知る手がかりはありませんでした。「形相」というものを全肯定せず、「相」を尊ぶという点で、日蓮の思想を、橋本も共有していることになりますが、橋本の言う「形相」は法華経由来であるのか、否か、同定はできなかったのです。結局、橋本が格別に用いた「形相」の語のルーツを特定することはできていません。この課題を持ち越すことになりました。それでも、橋本雅邦の言うことは、絵画一筋の実際に基づいているので、おのずから説得力を帯びて伝わってきます。これに対して、岡倉天心において、「理想」あるいは「想化」を追求するという、言わば思想家的な思想は、後に森田療法の道を拓くことになる森田正馬にとって、実感的に受け止められたかどうかです。私たちもその辺に、岡倉と橋本の違いを感じます。

さて、「形外」に戻ります。ある意味では、「形外」はありふれた雅号です。狩野芳崖の号は「法外」に発して、別の文字を当てたものです。「物外」という号は複数の人たちが使っています。世俗的な物質世界を超越するという意味で、「ぶつがい」と読んだり「もつがい」と読んだりします。代表的な人物として、幕末に武田物外（もつがい）という曹洞宗の無頼派の僧侶がいました。このように禅の思想を取り入れた雅号は珍しくはありません。ちなみに岡倉天心は、日本美術の思想的特色について述べた中で、「物外の感情」や、「世外心」を持ち出しています。当時は禅の超俗的な面が受け入れられたきらいがあります。

このような風潮の産物として、雅号「形外」を捉えると、ありふれたネーミングだということになります。しかし、いたずらに禅を気取ったわけではなく、画の「工《たくみ》」に徹した橋本雅邦の思想に学んだものである雅号「形外」は、やはりありふれたものではありません。重みを持っていると思います。

### ⑽-5　思想としての「形外」と森田療法

雅号「形外」と、森田の神経質に対する精神療法（後に森田療法と呼ばれるもの）との関係については、私どもは当初は論及しないつもりでした。ところが、雅号「形外」についての要旨を、去る平成二四年（二〇一二年）の日本森田療法学会で発表しましたが、その際「形外」と森田療法の関係についてのご意見やご質問を頂きました。それに対して演者の立場で言葉を濁した経緯がありましたが、その曖昧さについて、責任が残っています。論及を保留したわけの説明と共に、受けた質問に対する追加的な説明をする義務が残っています。そこで、拙稿のこの最終の部分に、それらをまず書き留めておきます。さらに最も根本的な問題として、美術思想もしくは「美」と森田療法の関係について、最後に触れておこうと思います。

#### ⑽-5-①　「形外」という思想と森田正馬の教え

前述の学会で、受けた質問ないし意見は、主に二つありました。ひとつは森田がよく引用した「徒然草」の言葉、「外相《げそう》もし背かざれば、内証必ず熟す」という「徒然草」の教えとの関係についてでした。もうひとつは「形外」と「事実唯真」との関係についての質問でした。この二点についてコメントをするに先立って、顧慮すべきことがあります。それはわれわれが、雅号と森田療法の関係をあえて論じる意図を、表に出さなかった理由でもあります。

森田が雅号を「是空」から「形外」に変更したのは、明治三八年（一九〇五年）から三九年（一九〇六年）にかけて、弱冠三二歳の時のことで、神経質の精神療法への本格的取り組みに先立つこと、一〇年余り前のエピソードでありました。やがて森田療法を創案するに至る同一人における、思想的な前駆とみなすことは可能でしょう。けれども森田は、雅号の変更後に、モルヒネ中毒や麻痺性痴呆など脳器質因性疾患の研究をするという曲折を経て、アメリカのベアードに対抗して神経衰弱（神経質）の研究に取り組むようになったのです。そのような時間的な経過がありますから、年譜的に見て、雅号は森田療法の思想の成熟に合わせて変更されたものではありませんでした。ですから、われわれとしては、「形外」は森田療法に符合するものであるはずだという、先入観や固定観念で、ものを言ったり考えたりする必要はまったくないのです。従来なされていた「形外」の意味解釈は、得てして、森田療法の思想に引っ張って考え過ぎをしていたのではないでしょうか。森田正馬が、雅号「形外」の意味を説明しなかったのも、療法との関係についての説明が煩わしかったからかもしれません。

さて「徒然草」の教えとの関係についてです。「外相もし背かざれば内証必ず熟す」（第一五七段）。これは仏教でいう「事」と「理」は相反するものではないことを言ったものであり、外から見える言動が理に叶っていれば、内面も悟りに向かって成熟しているのである、という意味です。従って、内面の悟りばかりを詮議立てせずとも、外見を整えればおのずと内面も熟す、という教えでもあるのです。この「徒然草」の言葉の表記は、『森田正馬全集』では、「外相」が「外証」になっていたり、「内証」が「内相」になっていたりして、表記にかなりの乱れがあります。森田のうろ覚え、形外会での森田の発言の起草時に生じうる誤記、印刷時の誤植などが考えられますが、正しい表記と意味は前記の通りです。これは症状にとらわれる神経質者に対して、まずは健康人として振る舞え、と教えた根拠です。「外相」は「形相」に通じますけれども、言ってみれば、「徒然草」の教えは初心者向けです。橋本雅邦も入門時代は、ひたすら先達に習い、古きを学ぶ稽古を重ねたのです。「形外」に象徴される思想は円熟した橋本から滲み出たものであり、だから森田の心を打ったのでしょう。その意味では森田の療法に通じるでしょうが、深い境地を投影していますから、治療的なキーワードとして活用するには無理があります。そのため森田も、「形外」の意味について「形式にとらわれないことであろう」というような理解を人からされても、されるにまかせていたのでしょう。

「事実唯真」との関係についても、深く考えれば複雑になりますが、要点だけを述べます。森田の言った自前の言葉である「事実唯真」は、「あるがまま」という抽象的な言葉よりも、実際的で力のある教えです。井上常七氏によれば、森田は聖徳太子の「世間虚仮　唯仏是真（せけんはこけ、ただほとけのみこれしん）」の言葉に倣って、「事実唯真」と言ったということです。太子の言葉の意味は難解です。表面上は、この世は穢土であるから死後に浄土の救いを求めるという、欣求浄土の思想のようです。しかし、この世の現実は思うようにならないからこそ、仏智のみを真として生きねばならない、という深い意味をも蔵していると思われます。後者の意味につながるものとして、森田の「事実唯真」の言葉を味わうことができるのです。それが「あるがまま」に生きるということでしょう。「思想の矛盾」が解消された状態であり、対象と自己が一体となった無心の境地です。そのような意味では、橋本雅邦の言ったような「形相を外にし」た域において、「物我相会し」ているのです。

ただし以上においては、森田の療法の教えから、「形外」の思想との相似点を探ったに過ぎません。「形外」の思想は、森田の療法の教えと矛盾することはなく、通じる面はあるので、療法の思想的厚みを増すものではあるでしょう。しかし、療法の基本的レベルで足りない何かを補うものかと言えば、そのようなものでもありません。結局、「形外」の思想は、療法の高次のレベルでの、付加価値のようなものだと思います。

むしろ橋本雅邦という人のパーソナリティの方に興味が持たれます。橋本は、かなり典型的な神経質で、かつ神経質のよき面を発揮して生き抜いた人であったように思われ、その人柄が森田を魅了したのであろうと推測するのです。

### ⑽-5-② 「美」と森田療法

最後に難問に少しだけ触れておきます。「形外」の意味に、当然森田療法の「真髄」が読み取れるであろうと、予期なさる向きが多かったと思います。それを裏切って、「形外」の謎を橋本雅邦の美術思想で解いた者として、美の問題と森田療法について言及しておく必要を感じるのです。それは、私たち自身、調べを進めて考えながら、ジレンマを覚えていたことでもあります。

「美」あるいは「美術」と森田療法をつなぐレトリックはあるでしょうが、本質的に森田療法は、

「真善美」を観念的に追求するものではありませんし、アートとしてのサイコセラピーでもないと思います。三二歳の森田正馬は、橋本の美術思想を称えましたが、人間橋本の人生を見る方が、もっと有意義だったのではないかと思ってしまうのです。

また当時の日本画は、西洋画的な写実を嫌いました。そのことは、岡倉天心が露骨に言っています。『東洋の理想』[*19]に曰く、「事実は単なる偶発事にすぎない。あるがままの事物ではなくして、それが彼（芸術家）に暗示した無限なるものこそ、われわれが芸術家に求めるものなのである」（富原芳彰訳）。原著は英文であり、ちなみに「あるがままの事物ではなくして…」は、英文では、“Not the thing as it was, …”と書かれています。このように「あるがまま」を否定する人がいたのです。ほかならぬ岡倉ですが、それでいて彼は禅の世界に逍遥することを好みました。当時の禅は宋朝禅の復活したものであり、つまるところ、その超俗的で高踏的なところが、文化人の心を捉えたのです。森田もこのような禅にいったんはかぶれたものの、その底流にあった、もっと土臭い本物の禅である唐代の禅を、自分の療法に取り入れていったのです。

このように、岡倉が美術において「あるがまま」を否定しながら禅を信奉しえた思想は、森田療法における禅的思想と異なることがわかります。橋本は、岡倉のような思想家ではなく、画業の実際に即してものを言ったので、岡倉におけるほどの思想的矛盾は感じられませんけれども、その美術思想を森田療法と重ね合わせるには、慎重を要します。橋本雅邦の伝記の私生活の面については書きませんでしたが、この人は苦労人でした。そして神経質で温かみのある人でした。森田が橋本の美術思想から掬い取った「形外」の思想もさることながら、橋本雅邦の人間味に関心を覚えます。

ともあれ、私たちは、「形外」の雅号が誕生した「日本美術」誌の連載原稿の上に、二人の無言の心の交流を読み取ったのでした。

人間は複雑です。森田正馬は、神経質の療法を完成した後の、昭和も間近い大正一三年（一九二四年）に、療法と関係のない著作『恋愛の心理』を出しています。その中で、「裸體美と服装美」についても書いているのです。かつて川崎安（原安民）が出して発禁本となった『人體美論』の中に、川崎が書いた人体美のことを明らかに意識したと思われる内容のものです。明治はもはや遠くなっていたその頃、当の川崎は原安民に名を変えてすでに久しく、鋳造工場の仕事をしながら、正岡子規のもとに通い、短歌や俳句を詠んでいました。そして大正一五年（一九二六年）に出身地の大磯に戻り、俳諧道場、鴫立庵《しぎたつあん》の庵主となります。

雅号「形外」をめぐって、森田と交差した、川崎安（原安民）、橋本雅邦のそれぞれの人生をも辿ることになり、思いがけない感慨を覚えたのでした。

付記

本稿は、兵庫県立大学環境人間学部の高頭直樹教授（哲学）にご協力いただいた、事実上の共同研究の成果です。同教授のご厚意を得て、ここでは単著の扱いにしています。なお、本稿の要旨は、二〇一二年の第三十回日本森田療法学会において、連名で発表しました。

〈文献〉

＊1　今枝愛真編『曹洞宗』（宗派別日本の仏教・人と教え　七）小学館、一九八六
＊2　大原健士郎『神経質、その正常と異常』講談社、一九九七
＊3　森田正馬「我が家の記録」、『森田正馬全集』第七巻、白揚社、一九七五
＊4　高良武久ほか編『森田正馬全集』第三巻・月報三、白揚社、一九七四
＊5　大原健士郎『日々是好日』白揚社、二〇〇三
＊6　高良武久ほか編『森田正馬全集』第六巻、白揚社、一九七五
＊7　岡倉覚三「橋本雅邦翁」、「日本美術」第七号、一八九九
＊8　川崎安（原安民）『人體美論』隆文館、一九〇八
＊9　川崎安（原安民）『人體画法』隆文館、一九〇五
＊10　香取秀治郎ほか編『安民』原　坦（個人発行）、一九二九
＊11　橋本雅邦（田村松魚筆記）「橋本雅邦翁」、岸上操編『明治十二傑』博文館、一八九九
＊12　「名家談叢」第二一号、談叢社、一八九六
＊13　橋本雅邦（田村松魚筆記）「橋本雅邦翁」、岸上操編『明治十二傑』博文館、一八九九
＊14　明治三四年（一九〇一年）四月、絵画研究会
＊15　明治三六年（一九〇三年）七月、絵画研究会
＊16　明治三六年（一九〇三年）三月、絵画互評会
＊17　芸術研究振興財団　東京芸術大学百年史刊行委員会編『東京芸術大学百年史』、ぎょうせい、一八九七
＊18　森鴎外・久米桂一郎選『藝用解剖学　骨論之部』画報社、一九〇三
＊19　岡倉天心『東洋の理想』（*The Awakening of Japan*）センチュリー社（ニューヨーク）及びジョン・マレー社（ロンドン）、一九〇四／『現代日本文学全集　第51』富原芳彰訳、筑摩書房、一九五八

# 第4章　「生活の発見」を再発見する

## 1　林《りん》語《ご》堂《どう》の『生活の発見』について

森田療法の自助組織である「生活の発見会」に協力医として関わらせてもらっていますが、私はこの「生活の発見」という会の名称にこめられているであろう深い意味に、かねてより関心を抱いていました。そこで、少しその意味合いを考えてみることにします。

### (1)　雑誌「生活の発見」の命名の事情

これは関係者の方々がよくご承知のことですから、部外者に近い私が首を突っ込んで、解説を加えるまでもないのかもしれません。しかし一般にはご存知ない方もきっと多いことでしょう。加えて「生活の発見」の命名事情を知ると、その名称に潜んでいた深い意味合いが改めて明るみに出てきます。

それは、突き詰めれば、もちろん人生や生活の叡智のことですけれども、森田療法および教育に関わることでもあります。私自身、それを知って今更ながらに蒙を啓かれています。

順序として、以下ではまず「生活の発見」という命名の事情を追っていきます。

発端は、昭和三一年（一九五六年）に森田療法の集いとして「啓心会」を発足させた水谷啓二氏が、引き続き翌昭和三二年（一九五七年）に「生活の発見」と名づけられる雑誌の創刊を果たしたことにあります。その命名は、林語堂著・阪本勝訳『生活の発見』[*1]という本（訳本）の書名に由来します。それを思いついたのは、水谷啓二氏の知人、群馬大学教授で社会教育に力を入れた永杉喜輔氏でした。永杉氏は、『次郎物語』[*2]で知られる下村湖人に師事して、社会教育について親しく影響を受けた人です。

これだけで既に、水谷啓二氏を筆頭に、林語堂、阪本勝、永杉喜輔、下村湖人という人たちが「生活の発見」という名称で表現される思想に、それぞれに絡んでいることがわかります。

したがって、まず、これら五人について簡単に触れます。なお昭和四五年（一九七〇年）、水谷啓二氏の逝去により、長谷川洋三氏が雑誌「生活の発見」を継承して、これを機関誌として「生活の発見会」を組織しました。この時点において「生活の発見」という名称に与えた趣旨もあったわけで、そのことも看過できません。

そのような流れを把握した上で、雑誌に対する「生活の発見」というネーミングに込められた意味の原点に立ち戻りたく思います。師である下村湖人と共に社会教育を追求していた永杉喜輔は、端的に言えば「生活の発見」という命名によって、教育と森田療法を結んだのです。森田療法は教育と同じであり、かつ生活そのものであるということを、森田療法の門外の人たちが教えたのでした。埋もれていたそんな経緯を知ることは新鮮な驚きです。過去から生き生きと森田療法を教えられます。

ともあれ、「生活の発見」をめぐる人たちについて書き進めます。

## (2) 水谷啓二と「生活の発見」誌の創刊

水谷啓二氏は旧制熊本五高の出身ですが、当時の同級生に永杉喜輔という人物がいました。その後別の道を歩んでいた二人は、戦後に東京で再会します。永杉は下村湖人とともに、雑誌「新風土」を復刊させましたが、下村は病を得て、連載していた「次郎物語」を書けなくなります。そのため永杉は水谷に原稿を依頼しました。これを受けて水谷は、森田正馬のもとに入院したことのある額縁絵画商の河原宗次郎の一代記、「草土記」をこの雑誌に連載したのでした。

その後水谷は「啓心会」を立ち上げ、さらに啓発的な同人誌の創刊をはかります。岸見勇美著の水谷啓二の伝記、『ノイローゼをねじふせた男』[*3]の中に、水谷が雑誌発刊の趣旨として書いた文章が紹介されていますが、発刊の目的を的確に表しているくだりを引用します。

…………

…私どもは精神医学、心理学あるいは人間学の面では森田正馬博士の教えを継ぎ、教育、教養および社会生活面では下村湖人先生の教えを継ぎ、下村先生の主宰された雑誌『新風土』の……伝統を守りたいと思います。…

このように水谷は、一方では啓心会や啓心会診療所の機関誌的な機能と、他方では「新風土」の伝統の継承という二つの目的を両立させようと意図したことがわかります。

### (3)　林語堂(りんごどう、リンユータン)と『生活の発見』

林語堂（一八九五‐一九七六）は中国が生んだ世界的な文学者であり思想家です。

福建省の田舎のキリスト教牧師の子として生まれました。アメリカに留学して言語学を修め、さらにドイツの大学で研究の後、帰国して北京大学で教鞭を取りながら、自由な文筆活動を始めました。彼は中国の山河や自然の風物をこよなく愛し、そこで老荘的な閑適生活を楽しむ自由な生き方を賛美しました。そして個人の自由と人間の尊厳を奪う政治思想を批判し、そのため政府から急進的と目され弾圧を受けることになります。しかし彼はクリスチャンであり、儒家的であり、道教的な自由人として、文学、政治、教育、芸術など多岐な分野にわたり、ユーモアと諷刺に富む文筆活動を続けました。やがて彼はアメリカに移住し、またパリやシンガポールに住んで文化的な活動をしたこともあります。まさにコスモポリタンというに相応しい人でした。

『生活の発見』は、一九三七年に英語で出版された随筆集で、原題は、“The Importance of Living”でした。本邦で一九三八年に創元社から訳書が刊行されるにあたり、訳者の阪本氏が、邦訳タイトルを『生活の発見』としたものです。この本は十数カ国で翻訳され、中国語訳では『生活的芸術』という表題になりました。タイトルにおける"Importance"の語の意味は深くて、確かに直訳するとかえって抜け落ちる含蓄があります。この随筆集の内容のすべてを紹介することは到底困難ですが、ほんの一部だけ抜粋しておきます。

第13章の「ものの考え方」の中から、二、三断片的に紹介します。

ひとつは、「人間味のある考え方をせねばならぬ」という一節における、「専門化があって総合がない」というアフォリズムです。さる金持ちが、宮廷料理人として饅頭を作っていた経歴があるという女を雇い入れ、客を集めて女の作る宮廷料理と同じ饅頭を賞味させようとした。ところが女が言うには、「私は宮廷で饅頭の中に詰める玉ねぎを刻む役目をしていたので、饅頭は作れません」と。これと同じようなことは、アカデミックな世界にもある。人生と人間性について知らない精神学者がいる。また「教育心理学者は、その説明が間違っているときはいつも間抜けて見えるが、正しいときには一層間抜けて見える」。

もうひとつは同じ章の「常識に還れ」という一節に出ていることです。西洋哲学は、論理的であろうとするよりも、人間性に触れようとする考え方に立ち還らねばならない、と著者、林語堂は指摘し、そして次のように言います。「『われ思う、ゆえにわれ在り』という有名なデカルトの発見のうちに典型的にあらわれている思考の疾患を去って、『われ在り、あるがままにて充分なり』という、ホイットマンのより人間的で、賢明な考えにうつらねばならぬ」と。

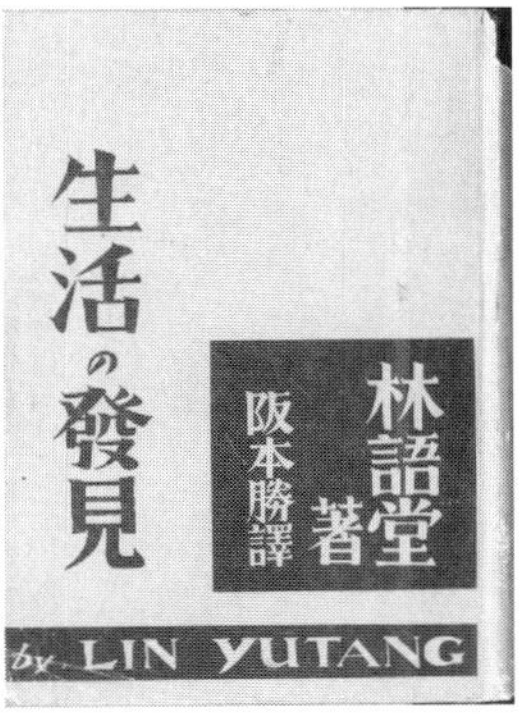


昭和13年（1938年）7月発行の
初版本（ハードカバー）

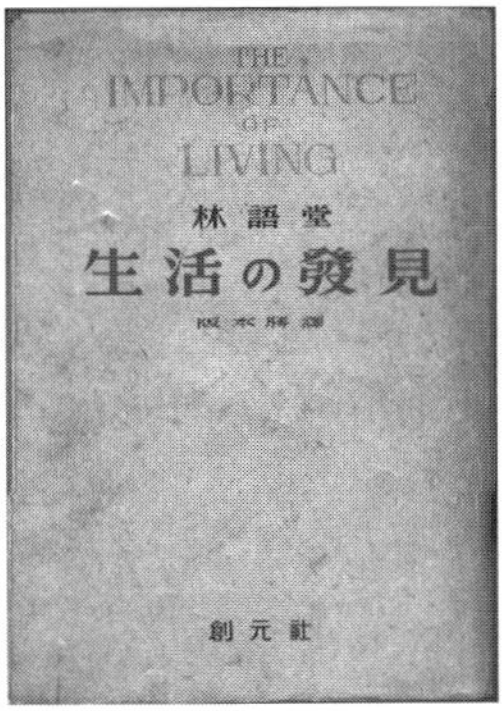


昭和13年（1938年）8月発行の
普及版

## (4) 阪本勝による『生活の発見』の訳業

阪本勝氏は兵庫県の人物で、東大経済学部を卒業後、教員や新聞記者を経て、賀川豊彦とセツルメントの活動を共にし、兵庫県議会議員になって政治活動を開始しました。その一方文人としても筆を振るい、小説、評論、翻訳を発表します。政治に発言をする文学者として、林語堂に重なるところがあります。政治家としても活動を続けて衆議院議員、尼崎市長、さらに兵庫県知事も務めました。思索と行動力を併せ持った自由人でした。

阪本は、林語堂の世界的ベストセラーの書、"The Importance of Living"（一九三七）を翻訳し、『生活の発見』と題して昭和一三年（一九三八年）に世に出しました。訳者まえがきにおいて、阪本は原題の意味を次のように説明しています。

> 人間がこの世に生きてゆくということは、なかなか重大なことであって、ゆめゆめおろそかにす

べきものではない。苦しみ多くはかない人の一生のことであるから、できる限り愉しく生きてゆけるよう、工夫も努力もしなければならない。しかるに多くの人々はそれを怠って、あまりに人生を虐待し過ぎる。それでは人間がかわいそうだ。そこでいかに考え、いかに暮らすことが、生活を愉しくするゆえんであるか、ひとつそのへんのところをご伝授いたそう、というぐらいの意味と解すればよろしい。

これが訳書の題を『生活の発見』とした阪本の見解です。

## 2 すべては便所掃除につきる

### (1) 「生活の発見」誌の命名者、永杉喜輔

永杉喜輔は、下村湖人の主宰する教育雑誌「新風土」の戦後の再創刊に関わり、熊本五高時代の友人の水谷啓二からも「新風土」への賛同と協力を得て、二人は旧交を温める間柄になっていました。永杉は水谷から森田療法を教えられ、水谷は永杉から教育について学んだのです。その後、不運にも「新風土」は廃刊に追い込まれ、下村は没しますが、やがて水谷は啓心会を立ち上げ、さらに永杉らに呼びかけて新雑誌の創刊をはかりました。森田正馬の教えを継承するとともに、下村湖人の雑誌「新風土」の伝統を守ることを、水谷が高らかに謳った創刊の趣意に対して、今度は永杉が侠気と友情を示す番になっていました。

当時群馬大学の教授であった永杉は、万座温泉の湯船につかりながら、「生活の発見」という雑誌名を思いついたのでした。林語堂（阪本勝訳）の名著『生活の発見』は当然念頭にあって、連想的にこの名称に収斂したものであろうと思われます。ちなみに『生活の発見』の訳者の阪本勝と永杉の間には交流はなかったものの、両者は賀川豊彦の貧民救済活動に共鳴しており、その点ではからずも思想を共有するところがあったようです。

さて「生活の発見」を誌名に当てることについては、単行本の書名とは同じになってもよいが、既存の雑誌に同名称のものがあると不都合であり、そのため重なる雑誌名はないことを確認して、水谷の主宰する雑誌名を「生活の発見」と決定したのでした。そして永杉もこの雑誌の編集に関わることになります。

この永杉の来歴について、以下に略記しておきます（出典として、永杉に師事なさった野口周一氏の著作[*4・5]に主に依拠させていただきます）。永杉喜輔は、明治四二年（一九〇九年）に熊本県に生まれ、旧制熊本五高を経て、京大の哲学科を昭和九年（一九三四年）に卒業しました。そして同年に下村湖人に巡り会います。

当時、全国的に青年団運動が進められており、中央の日本青年館の分館として武蔵小金井に「浴恩館」が建設されました。そこに「青年団講習所」が付設されて、下村がその所長を務めていました。永杉は青年館の社会教育研究生として、一年間浴恩館に入り、下村の指導を受けることになったのです。そこで永杉は、集まった農村青年たちとの合宿生活を体験します。けれども下村は教育を説いてくれる風でもない。下村自身、早朝から黙って大便所の便器を磨いていたので、自分たちも便所掃除をやらざるをえなかった。京大の哲学科を出て哲学用語を乱発していた永杉は、下村のこのような指導で痛撃を食らい、人間観や教育観の転換の歩を進めることになったのです。本物の教育への開眼でした。すべては便所掃除に始まり、便所掃除に終わる、という永杉の持論の原点がここにあったのです。

その後永杉は、滋賀県の教育公務員となり、社会教育活動に従事しました。しかし終戦後、県庁内で威勢を振るった進駐軍と対立する武勇伝を残して退職。上京して、下村湖人と雑誌「新風土」の復刊を果たし、水谷と再会して活動を共にするドラマが待っていました。永杉は昭和二四年（一九四九年）から昭和五〇年（一九七五年）まで、群馬大学で教職につき、社会教育を講じ、かつ生涯にわたり社会教育の実践的活動をおこないました。

## (2) 下村湖人と森田療法をつなぐ糸

下村湖人は『次郎物語』の作者であり、戦前から戦後にかけて社会教育に力を尽くした人として知られています。彼は佐賀県出身で、旧制熊本五高を経て、東大英文科を卒業し、郷里の中学校の教員になり、さらに台湾で中学校や高等学校の校長を歴任しましたが、彼の自由な教育方針は、台湾の総督府と相容れません。日本に戻った彼は、昭和八年（一九三三年）、旧知の田沢義鋪《よしはる》が主宰していた小金井の青年団講習所の所長になりました。

下村は、熊本五高時代に一年先輩の田沢義鋪というスケールの大きな人物と知己になります。二人は同じ東大に進み、互いに尊敬しあい、勇壮な志を共にする親しい間柄になっていました。田沢は法科を出て官吏になりながら、その枠にはまらず、人間教育の仕事に打ち込み、日本の青年団運動の指導者になりました。下村は文筆を志しながらも、社会教育活動に熱意を注ぎました。両者は同じ佐賀県出身であり、「葉隠」の精神を共有していたかのごとくでした。

日本青年館分館（浴恩館）は田沢が建設したもので、盟友の下村をここに招いたのです。場を得た下村は、講習所に集まった青年たちに塾風の共同生活訓練を体験させました。永杉が研究生として学んだのは、この浴恩館であり、講習所でした。

永杉はここで、まず便所掃除を体験したのです。研究生に対しても、講習生に対しても、下村の指導方針は少しも変わらず、皆が共同生活をし、便所掃除や雑巾がけを共にしました。下村も便器を磨いていました。便所掃除は、日常生活の中で不可欠で大切な作業です。しかし、青年同士の共同生活の中で自治が育つように、指導者の下村は概して「つかず離れず」の位置にいたと、永杉は言っています。このような塾風の合宿生活は、森田正馬や水谷啓二がおこなった入院あるいは入寮生活と、かなり似たところがあります。与えられた生活に終始するのではなく、お互いが気を配りながら、共同生活を創造し、建設するのです。「当たり前のことを当たり前にやる」、そして「凡人道を非凡に歩め」というのが下村の指導のしかたであったと、後に永杉は言っています。

さて戦後に下村は永杉と共に、雑誌「新風土」を復刊し、「次郎物語」の新しい連載を始めたものの、病のため休載を余儀なくされ、代わって水谷が急遽「草土記」を連載しましたが、雑誌は廃刊になりました。しかし水谷は、原稿を補って、昭和二六年（一九五一年）に本としての刊行に漕ぎ着けました。その出版祝賀会に、下村は病躯を押して出席し、河原宗次郎の生涯を描いた『草土記―一額縁商の生活記録―』[*6]を激賞しました。

また下村はこの本の巻末に「非凡なる平凡」と題する推薦文を寄せています。その文章の中で、下村は雑誌「新風土」に水谷が協力してくれたことへの謝意を記すとともに、水谷を評して次のように述べています。

『草土記』の作者水谷啓二君は鰹節のような人がらである。原始的といってもい、ほど素朴な風貌の奥から自然ににじみ出る滋味は、深く練れて純化されており、枯淡で、しかも新鮮である。

……………

さらに『草土記』の主人公の河原の人生行路を評して「非凡なる凡人」と呼び、「作者は、この非凡なる凡人を、表現技術の非凡なる平凡さをもって描いた」と絶賛しています。

高良《こうら》武久《たけひさ》教授は、「平凡の中の非凡」と書いた墨跡を残していますが、以上のような森田療法の体現者たちに対する下村湖人の評価と、無関係ではなかったと思われます。

## 3　雑誌「生活の発見」から「生活の発見会」へ

### (1)　水谷啓二の急逝と長谷川洋三による「生活の発見会」の組織化

水谷啓二氏と同じくジャーナリストであり、電通に勤務していた長谷川洋三氏は、仕事上悩むところがあり、昭和三〇年（一九五五年）頃、知人の紹介で水谷氏に会って森田療法の洗礼を受け、二人の間に交流が生じました。三二年（一九五七年）に水谷を主幹として創刊された「生活の発見」誌の同人に長谷川も加わり、永杉喜輔氏らとともに編集委員になります。そして編集に携わる中で、長谷川は森田療法への関心を一層深めていきました。

ところが、昭和四五年（一九七〇年）三月に、水谷氏は急逝します。それはまさに青天の霹靂でした。葬儀は「生活の発見会葬」として執りおこなわれました。会葬であったということは、水谷の逝去に先立って、その前から既に「生活の発見会」が発足していたことを意味します。このことについては、昭和三二年（一九五七年）の「生活の発見」誌創刊の時点で「会」は発足していたのだという見解が、「生活の発見会」史の正統的な捉え方になっているようです。同誌の定期購読者たちが即ち会員であったので会が成立していたとみなされるわけです（例えば、「生活の発見」誌の二〇一三年一月号で山中和巳氏が、また同じく二〇一三年二月号で湯ノ口俊市郎氏が、そのように述べておられます）。「生活の発見会」はいつ誕生したのかということについては、無知で門外漢の私がコメントできることではありませんし、そもそも拙文の意図から外れますから、この件にはこれ以上立ち入りません。

ただし、「生活の発見」誌の刊行の趣旨には、以下の二つ、つまり、①森田療法を受け継ぎ、その普及をはかりたいという水谷氏の情熱と、②下村湖人の直弟子の永杉喜輔を中心にして湖人の社会教育思想を継承しようとする、永杉と水谷の二人の念願――。これらが込められていました。したがって、これらの二つの趣旨が、水谷の逝去後にどのように生かされていったかは、関心事になります。
さて大黒柱を喪って、一同が途方に暮れる中で、動き出したのは長谷川でした。もはや運営を個人の主導に頼むのでなく、集団指導制にすべきだとの認識により、「生活の発見会」の会則を作り、「生活の発見」誌を会の機関誌と位置づけたのでした。穏やかで、カリスマ性を欠く長谷川が、ここに来て敢然と示した熱意ある取り組みによって、〝新「生活の発見会」〟（岸見勇美氏の表記）は、市民に開かれた組織として発足したのです。

長谷川は、高良武久・慈恵医大名誉教授ら、森田療法学者や関連領域の識者を生活の発見会の顧問に迎えて、新体制を作っていきました。しかし、一方では、それまでの啓心会における水谷門下との関係や、長谷川の打ち出した大衆化路線のあり方などについて、生活の発見会の運営方針をめぐる対立はありました。そのような経緯に触れることもまた、拙文の本意ではないのですが、従来の「生活の発見」誌の趣旨の行方を追うために、改組の流れに目を逸らすわけにもいきません。ですから、やはりその辺の事情を、かいつまんで記します。

### (2) 「森田療法を検討する」座談会（「月刊まみず」誌）

当時の流れについては、雑誌「月刊まみず」の昭和四五年（一九七〇年）九月号に掲載された「森田療法を検討する」という座談会*7が参考になります。出席者は、永杉喜輔、長谷川洋三ら「生活の発見」創刊時の同人たち、青木薫久《しげひさ》（啓心会診療所第四代所長）、和田重正（はじめ塾）らでした。水谷を信奉していた辻村明らは既に離脱して、座談会に加わっていません。ここで出された意見を大まかに分けて要約します。

まず、青木の発言の一部を引用します。「本来、精神療法というのは、（…）最も人間性に根ざした常識的で当たり前で非常に健康的なもので、（…）森田生活道というふうに一部の方からは言われているわけだけれども、（…）あまりそれだけが先走りして行くと修養とか新興宗教的な色彩をもつ危険性がありはしないかと思うんです」。このように青木は医師の立場から、精神療法の科学性を主張し、宗教化に警鐘を鳴らします。これに対して、森田の指導を受けた経験に基づき、塾を開いていた教育家の和田は、「純粋に科学的にということだけでは駄目なんで、そこに人間的なものがもう少し加わっていくことが現実には必要」であって、「古い意味での宗教的なということではなく、やはり宗教的なというものはどうしても出てくるはずだし、それがなければ現実には人間と人間との間で導くとか、導かれるとかいうものは出てこないんじゃないかなあ」と語っています。

長谷川は、森田療法における「人間の心理の自然法則」に言及し、「私は森田療法というのは、神経症だけを対象にするんじゃなくてこうしたものを踏まえて教育というものが考えられないかと、思っているわけです」と言い、さらに、「他の精神療法と比べますと森田療法というのは教育的な要素がかなり強く出て来ているのではないか、従って治療者の人格というのが、非常に大きな影響を持つことになる、治療者と被治療者との関係が他の療法と比べると師弟関係が出てくるんじゃないか、そしてこれが森田療法の特色なんじゃないかなと思えてしょうがないんです」と述べています。

しかし同時に長谷川は森田療法のサイエンスとしての面も肯定し、治療者に対して依存や帰依が起ることを問題視しています。この点には青木も同意しています。そして、司会をしていた永杉は、治療者自身の教育や、治療者の人間性、人間的力の問題が出たことを指摘して座談のまとめとしています。

森田正馬をひたすらに仰ぎ、自らの後進たちに森田的生活道を歩ましめる導師的な指導者であった水谷を、敢えて右翼とすれば、それに対して精神療法も科学に依拠すべきであると主張した青木は左翼であり、青木は森田療法の宗教色を批判しました。そして右翼と左翼の中間に、森田療法の教育面を重視する思想の人たちがいたのです。それが永杉であり、和田であり、長谷川でした。

### (3) 永杉喜輔の困惑と「生活の発見会」の始動

水谷と最も近い関係にあったのは、旧友であり、かつ「生活の発見」誌の創刊以来編集活動を共にしてきた永杉でした。座談会の半年前、水谷急逝後の運営をめぐる葛藤を目の当たりにした永杉は、困惑せざるを得ませんでした。永杉はかねてより水谷の指導に宿っている宗教性を心配していて、「啓心会は悪くすると新興宗教みたいになるぞ」と警告したことがありました。[*8] しかし水谷が急逝すれば話は別です。長谷川の行動は水谷家から「生活の発見」という看板を「奪ったと非難されても仕方がない」（永杉の言葉）という、そんな状況だったようです。[*9]

永杉は下村湖人の弟子として教育に取り組む過程で、水谷らの森田療法に合流した人です。親友水谷の確信的な方向性に一抹の危惧を持ちつつあった矢先に、水谷その人が他界してしまい、永杉は孤独を味わったことと思われます。すでに年配で、本来社会教育家の永杉は、自分が森田療法家たちをリードするには慎重でした。分を心得た永杉に、かえって森田療法的な良識が見えます。そのような永杉との間に、無理なく親和性が生じたのは、「はじめ塾」の和田重正ではなかったかと推測されます。和田はその後、森田療法の表舞台に登場しませんが、神奈川県における和田の「はじめ塾」は今日に至るまで貴重な活動を継続しているようです。

群馬県で地域の社会教育への取り組みを通じて、長年にわたり永杉に師事しておられた野口周一氏は、その著作の中で、永杉が森田療法や森田療法家たちと関わった経緯について、永杉本人からの聴き取りに基づいて記述しておられます。その中には、永杉の心の機微をあらわに示す言葉も散見します。

ともあれ、こうして長谷川を指導者として、新しい「生活の発見会」は始動しました。

永杉によれば、「長谷川君は神経症よりも教育により強い関心をもっていた。水谷が亡くなったとき、『生活の発見』誌を長谷川は教育雑誌に変えようとした」のでした。長谷川の熱意は教育としての森田療法にあったことは、紛れもない事実でした。そして永杉に協力を依頼したのですが、「新風土」以来、教育雑誌の刊行の難しさを味わっていた永杉は、慎重な態度を取ったようでした。それでも、長谷川は電通での自らの経験も踏まえて、企業における人間精神の荒廃を嘆き、「人間の名において教育を取り戻さなければならない」という「真人間のうめき」を、「生活の発見」誌に書いて、決意を示しました。

会の活動として、長谷川はまず合宿方式での集団学習を思いつき、昭和四六年（一九七一年）より、埼玉県の曹洞宗の名刹、龍穏寺で合宿学習会を開始しました。座禅の他に便所掃除や寺山の作業などの作務《さむ》を日課としつつ、森田理論学習をおこなったもので、これが以後の発見会の集団学習運動の原型になりました。

長谷川は、母と子のための母子合宿も龍穏寺で開催しました。しつけへの関心から、長谷川は後に『しつけの再発見』[*10]という著書を出します。また「女性集談会」も早くから開催するなど、多面的な活動を通して、森田療法を人間教育に生かそうとしたのでした（長谷川についての記述の多くは、前出の岸見の著書に負っています）。

以上のとおり、拙論では、あくまでも「生活の発見」の意味とその活動の流れを縦断的に追ってみました。

その過程において、永杉と水谷が協力して、雑誌「生活の発見」に込めた二つの念願は、水谷の急逝で曲折を経ながらも、長谷川の情熱により、市民に向けて開かれた「生活の発見会」活動として継承されたことを確認できたのです。

ところで、林語堂以後の、「生活の発見」の言葉に象徴されるような思想と活動の変遷を振り返ると、その中心には、やはり永杉喜輔という人物の大きな存在がありました。生涯をかけて「社会教育」を追求した〝真人間〟が森田療法の仲間に加わったのでした。そこで次に、今一度遡って永杉と、その師下村湖人の社会教育について述べることにします。

# 4　下村湖人と永杉喜輔の社会教育

## (1)　下村湖人の社会教育

### (1)-1　母親教育としての『次郎物語』(第一部)

不朽の名作『次郎物語』を抜きにして、下村を語ることはできません。『次郎物語』は、下村自身の自伝的な教育小説です。自身の体験に基づいて、子が、親が、そして教師が、それぞれに自己と格闘しながら育っていく生きた姿を、教育の視点から描いてみせたのでした。

次郎は(下村は、と言っても同じ)、実母が病弱だったため、生後まもなく里子に出されます。四歳のとき実家に戻されましたが、次男坊として家庭の中で差別をされ、母親から厳しいしつけを強いられて、次郎は次第にひがんでいくのでした。父親は、分け隔てをせず、時には次郎を叱る人間味のある人物でした。

物語の主人公は、言うまでもなく一貫して次郎です。しかし第一部では、理想的な父親像が描かれているため、「父子関係」が主題になっているかのように、つい勘違いしがちですが、実はそうではありません。第二部の「はしがき」において、下村は第一部と第二部について書いています。「前者(第一部)においては、私は、運命の子次郎の生い立ちを描きつつ、実は主として『教育と母性愛』との問題を取扱った。その意味では、次郎は物語の主人公ではあっても、問題の持主ではなかった。彼の生活の大部分は、むしろ、世の親達にそうした問題を考えてもらいたいための材料として描かれたようなものだったのである」と。だが後者(第二部)においては次郎はもっと独立性をもった存在になり、彼自身が「自己開拓者としての少年次郎」として、問題の持ち主になるのです。けれども、そこに至る前の第一部では、次郎は環境に翻弄されて本能的に動くことしかできない幼児だったのです。

第一部の物語中で、次郎の母、お民が夫、俊亮（次郎の父）に向かって、次郎への接し方について理屈を言う場面があります。お民は「あの子の将来」を気にするあまり、次郎をいつも教育の対象としか見ていず、あの手この手で教育しようとしているのです。それに対して俊亮は、「教育しすぎないことだね」とぶっきらぼうに答えます。さらに、「気持が大切だからね。（…）つまり親としての自然の愛情さ」、そして「おれには策略がないんだ」と言って、議論を打ち切ります。この父親は、おずおずと体を寄せてきた次郎の体が汗ばんでいたら、「汚ない！」と叫ぶのでした。

このような自然な人間が、理想の父親像として描かれていますし、またこんな父親であることは必ずしも難しいことではありません。しかしながら、生物学的に母親になった人が、本当の母親になるということは並大抵のことではないのです。理想の母親像は、それを描くことすら難しいものです。物語の中では、お民の病気は進行し、臨終のとき、お民は、「本当にすまなかったと思うの」、「子供って、ただかわいがってやりさえすればいいのね」と謝りの言葉を口にします。それを聴いていた次郎は涙をこぼすのでした。けれども、「かわいがってやりさえすれば」ということ、これはお民の場合において言えることであって、ただ溺愛だけで済むわけではないのが母性の難しさです。この物語は、お民の場合に学んで、それぞれの母たちがそれぞれ母性愛を深めてほしいと、暗に語りかけているようです。そして父親であれ、母親であれ、親たちも常に成長の途上にいます。

ですから人間らしい家庭教育のあり方とは、親も子どもと共に育つという、教育ならぬ「共育」にあるのだろうと思われるのです。

## (1)-2　『次郎物語』（第五部）と「杜《もり》の協同生活記」

やがて青年になった次郎は、父の紹介で上京して、「朝倉先生」という人のお世話になります。朝倉先生は、その尊敬する先輩で社会教育の大先覚者、「田沼先生」が東京の郊外に建設した「友愛塾」という青年塾の塾長を引き受けることになり、次郎も朝倉先生に付き従って、そこで助手のような仕事をすることになります。そこでの模様が『次郎物語』（第五部）に描かれていますが、この第五部の内容も、事実がそのままモデルになっています。「友愛塾」は永杉が若き日に研究生として入塾して、便所掃除に励んだ場所、武蔵小金井の「浴恩館」であり、「朝倉先生」は下村自身ですが、次郎という下村の分身も、朝倉先生と同心異体になっています。また「田沼先生」は、下村の先輩の田沢義鋪にほかなりません。

物語中では、開塾式の日に理事長の田沼先生が来て、一場の挨拶を述べます。先生は、成功者になって名をあげ故郷に錦を飾ろうとする立身出世主義の風潮を批判して語ります。「じっくりと足を郷土に落ち着け、郷土そのものを錦にしたいという念願に燃え、それに一生を捧げて悔いない青年、そうした青年が輩出してこそ、日本の国土がすみずみまで若返り、（…）生命の力にあふれるのであります」。次郎はそんな言葉を聴いて、「自分の心の中に一つの革命が起こったかのように感じた」のでした。

下村が、自身の教育思想について書いた著作のうち、とくに重要なものに、『塾風教育と協同生活訓練』[*11]があります。この著作の中に収められている「杜の協同生活記」という文章に述べていることを、下村は『次郎物語』（第五部）の中で朝倉先生の口から、そっくりそのまま語らせています。とくに、友愛塾の入所式において、朝倉先生が新しい塾生たちに毎回繰り返し語る言葉があります。それは下村が浴恩館の入所式で話した「私の最初の言葉」として、「杜の協同生活記」中に記されていることとまったく同じなのです。それは下村の本心から出た次のような趣旨の言葉でした。

ここは絶海の孤島である。偶然にも同時に漂流して来た人たちが、ここにいる。私もまた漂流者の一人である──。伝統も規則も指揮命令もないところに集った知らない者同士が、白紙から生活を創造していくのである。そのために三つのお願いがある──。

第一の願いは、理屈は抜きにして、お互いに愉快になりたいという人情から、ここでの生活を始めたいということである。

第二は、お互いに伸ばし合うような仲良しになるということである。そのためには、時として戒め合ったり、耐え合ったりせねばならない。それをしなければ、本当の人情に悖《もと》るし、本当の愉快さも感じられない。

第三は、協同生活に組織を与える工夫である。お互いが仲良く伸ばし合うためには、それに応じた組織が必要である。与えられた規則に従うのでなく、自分たちが組織を創造し、生活を建設するのである。

便所掃除も雑巾がけも、このような自治的生活の営みの、大切な一環なのでした。もちろんそれだけではありません。共同炊事などで便宜を図りあう作業と、夕べの食卓を共にして親和を図ることとは渾然と融和したものになります。そこに「同じ釜の飯を食う」体験の意義があるのでした。

### (1)-3　道場至上主義批判

「浴恩館」あるいは「友愛塾」は、広い意味で道場であった、あるいは修行の場であったと、言うこともできます。しかしそれは新たな日常生活を創造する体験を経て、さらに新たな日常生活に帰っていく過程の場でした。

下村は、修行的な体験をする「行の教育」の必要性を認めています。しかし、生活の実際から離れて、鍛錬のための鍛錬をおこなうような偏向を危険視し、道場内でおこなわれる他律的で不自然な修行を批判しました。

『次郎物語』（第五部）の中にも、鍛錬についてのやりとりがあります。軍隊生活をしたことのある一人の塾生が、うんと鍛えていただくつもりやって来たのに、塾長が方針を示さないのは無責任だという不満を募らせて抗議をします。それに対して、朝倉先生は諭すのでした。「とかく世間では、意地を張ってやせ我慢をするのを鍛錬だと思いがちだが、それは鍛錬の本筋ではない。鍛錬の本筋は、すなおな気持になって、道理に従っていく努力を積むことなんだよ」と。

『塾風教育と協同生活訓練』に収載されている「行の教育としての協同生活訓練」と題する章で、下村は、本来の行教育のあり方と、行教育が陥りやすい弊害について述べています。

「教育はある意味では本質的に不自然である。それは新しい自然への努力だからである。ある種の自然から人々を遠ざけ、新しい環境のもとに新しい習慣を作らせ、その習慣を実生活に持ちこませることによって、人生に新しい自然の相を展開せしめんとするのが即ち教育なのである」。下村はこのように述べて、行教育が不自然から出発することを基本的に容認します。しかし、それがしばしば自己完結的になって、日常生活に生かすという本旨がなおざりにされている傾向を問題視するのです。

彼は、「行教育」について遺憾に思う弊害として、以下の三点を挙げています（原文を生かしながら、一部要約化して引用）。

—第一に、鍛錬が非常な意気込みでおこなわれているにもかかわらず、それが道場ぎりの行に終わっている。

—第二に、たまたま道場外にその教育的効果を持ち出しても、道場における行そのままで、日常生活の行に翻訳されることがない。

—第三に、被教育者が一般に驕慢になり、独善的になる。一歩道場の外に出ると、せっかくの行の体験を雲散霧消せしめる者や、神がかり的に道場内で得た観念に生きる者や、驕慢にして救いがたい変態的な者たちが輩出する。彼らは、しばしば虚偽的な生活をなす二重人格の持ち主になる。

「このような結果を生む根本原因は、行の教育者の独善的、排他的、自己陶酔的な人格や意識に求められ、さらなる禍根は道場至上主義思想の蔓延にあることも否めない事実である」。

下村はこのように、行教育の弊害を鋭く批判しました。

禅の教育についても一言しています。

禅の修行の場として、日常生活とは縁遠い林間的自然境が選ばれるのは常であるが、それは決して修行の最終道場ではないのであって、そこから歩を進めた道場は、四条五条の橋の下でなければならない。さらにそれは橋の上であり、街頭、向三軒両隣、そして家庭であり、義理人情の波紋絶ゆることなき実生活場裡《じょうり》なのであって、日常生活の真只中が禅教育の場なのであると、およそそのように指摘しています。また永杉によれば、下村は、座禅をしたり滝にあたったりするとハラができるといった類の教育に対して、「修養誇大妄想狂」だと言っていたそうです。

下村にとって、行教育とは、協同生活の中で忍耐し合い、人情や友愛を共有しながら、創造的な体験を深化させ、さらにそれを新たな日常に生かすことにほかなりませんでした。

## (1)-4　「自己教育にはじまって自己教育に終わる」

孔子は、作為的に人を教育してやろうとした人ではなく、常に自己を陶冶することに徹した人でした。その姿を見て、感じるところのあった人たちが自己陶冶に目覚めたのです。何人も、人を教育してやろうという意識によって、人を教育することはできません。教育を成り立たせる出発点は、一にかかって教育者の自己教育にあります。下村は孔子の『論語』に、自己教育の重要性を読み取ったのでした。教えられる教育でなく、学ぶ（真似ぶ）、すなわち薫陶される教育です。

明治以後、学校教育という制度の下に、教育者と被教育者が二分される時代を迎えました。その制度に安住して、教育者が自分自身の人生や生命に触れようとせず、形式的な指導をもって事足れりとする傾向に、下村は教育界の堕落を見ました。彼は当時の学校教育を「切り花」にたとえ、雑草の根につちかうのを真の教育としたのです。切り花のような優等生を作るのではなく、地下水のような、縁の下の力持ちになるような、凡下の庶民の育成が真の教育であると考えていました。

そして「制度中心の教育」に対置して、人格的交渉による「人物中心の教育」の必要性を指摘しました。自己教育に励む人間としての教師がいて、それに触れて、まわりの者はおのずから学ぶ。そのような人間的な教育は貴重です。しかし、人物中心による教育にも落とし穴があります。教育者が机上の教科教育でよしとする方針で臨む人ならば、教育は実生活から離れてしまいます。ちなみに言うと、下村は知育偏重を嘆いた人ではありません。実生活に生かされない、不徹底な知育を嘆いたのでした。

さらにまた、何よりも教育者自身が偏見を有してそれを押しつけたり、あるいは教育者が人物をなしていないならば、人物中心の健全な教育は成立しません。

人間は本来、日常の社会的関係性の中で、相互に交渉を持ちながら生活しています。それが現実の必要性に基づいた、あるがままの自然な姿です。実生活と離れた教育であれば、それは空疎です。下村は、生活を共にしながら、その成員たちが相互に必要な交渉をし、その中で自然に成長し合うことを最も重視して、それを「自然教育」と言いました。

第一に「自然教育」、そしてそれを補うものとして、第二に「人物中心の教育」。これらの二つの教育思想に基づいて、下村は「塾風教育」に取り組んだのでした。それは、凡人の指導者と凡人の成員たちが、協同生活を深化していく過程で、学び合うことでした。予定していない出来事にも遭遇しますが、それが生活であり、生活によって陶冶されるのです。すべてが当たり前のことであって、当たり前の生活の中に、発見があり、創造があるのです。下村はそのような教育に徹しました。

## (2) 永杉喜輔の社会教育

小金井の浴恩館で下村に巡り会った永杉は、便所掃除に新鮮な衝撃を受け、後継者となりました。彼は滋賀県を経て群馬県で社会教育に従事し、かつ教育思想の面では下村のそれを祖述しました。*12 彼の思想は、基本的に下村に重なります。そのためなるべく重複は避けて、永杉独特の信条になっていたところに、少し触れておきます。

### (2)-1 生涯を通じての自己教育

彼は直情径行の人で、言行が一致していただけに、けれん味なくものを言いました。たとえば、永杉に私淑を続けてこられた野口周一氏との対談で語っています。「教育は自己教育に始まって自己教育に終わるんだ」と、下村の教えを確認しながら、「人が他人を変えることは不可能だよ。自分が変わることは難しいが、不可能じゃない。その自分が変わるということが生涯教育だ。それしかないんだ」と。

永杉は、下村同様に学校教育の実態に危機感を持ち、学校教育が真の教育をぶち壊すという危惧をあらわに表明していました。そして学校本位の教育を否定する意味で、生涯教育という言葉を用いたのです。彼は、人生の回り道や晩学を勧めましたが、それも同様の意味であり、生涯をかけて経験を重ね、自己を深めることの大事さを言ったのです。近年花盛りの生涯学習講座がありますが、あえてしてこれは学校教育を引き延ばした位置にあって、そこに通って、多彩な市民教育を受け、あるいは晩学にいそしむ人たちが、もしみずからの身辺のことや家庭をおろそかにしていれば、本末転倒であり、自己の生涯教育を見失うことになりかねません。生活に生かされないような知識の量を増やす生涯教育であれば、無用の長物です。

高崎市での古いエピソードですが、公民館主事に着任したある人が、永杉に対して、公民館主事として力を入れるべきことはと尋ねたところ、永杉は、「心を込めて便所掃除をすることだ」と答えたそうです。笑えない話です。畢竟これが教育の核心を突いているのです。

## (2)-2 ルソーの『エミール』に学ぶ

下村は孔子の『論語』に学びましたが、永杉は新たにルソーの『エミール』に共鳴して、みずからの教育観を深めました。そして『エミール』を翻訳（共訳）しました。訳に際して、本文の書き出しの文の訳し方に苦慮したと言います。他の訳書の多くは、「人間は生まれつき善であるが、人間の手にかかると悪になる」という意味に訳しているようです。しかし、生得的に善であるか、悪であるかという二分法は、永杉にとって受け入れ難いものでした。善か悪かと定められていたら、教育など無意味であるからです。そのため、善悪の文字を使わずに、次のように訳したというのです。

「創造主の手から出るとき事物はなんでもよくできているのであるが、人間の手にかかると、なんでもだめになってしまう」。一見ファジーな訳し方になっていますが、人間が作った文明や環境や学校教育が、それらの進展と引き換えに失ったものがあることへの批判が含まれています。このような訳文にも、永杉らしい妥協のなさが読み取れるのです。『エミール』の中に、「人間は自然的に善である」という言葉も出てきますが、永杉は、善悪の相対化としてでなく、すべての人間にとって「生きる」ことが是認されているのだ、という読み取り方をするのです。それは善人と悪人を区別しない親鸞の思想に近いものでした。

このような温かい人間観は、ルソーにおける「自然に帰る」思想につながりました。ルソーは、自然な人間性が損なわれることなしに伸長することを重んじ、「教育しないことが教育だ」と言って、意図的に手を出して芽を摘むことのない「消極的教育（negative education）」を重んじたのです。

永杉はアンデルセンの童話の例を挙げています。ある少女が、毎日道端で、たった独りで讃美歌を歌っていた。それはとてもきれいな声だった。ところがあるとき、通りかかった大人が、それをほめてお金をくれた。それ以来、その少女の歌声は濁ってきた、というのです。環境としての大人が、子どもの澄んだ心を汚します。教育をしないということは、無関心でいることではなく、大人たちの自覚が求められることなのです。

### (2)-3　家庭煉獄説

煉獄とは、カトリックの教えで、霊が天国に入る前に、その罪を火によって浄化される場所のことであり、天国に入る道のことです。地獄のことではありません。永杉は家庭を煉獄に喩えました。家庭は、山の中の道場より以上に本物の修行道場です。ごまかしの利かないぎりぎりの場所であり、親も子も互いに生身で練り合わねばなりません。幾多の修羅場があります。自己教育の場としての修羅場を経験して、互いに育っていくのです。家庭の数だけ煉獄があります。そこでの方策を、教育者が知識として教えることは不可能です。教育の知識や教条で切り抜けることはできません。身をもって煉獄を体験しながら、我が身を省みるしかないのです。そのような意味で永杉は、世の親たちに、家庭教育の重要性を訴えながらも、「家庭教育はやめましょう」と叫ばざるを得なかったのです。

下村湖人の自伝的小説『次郎物語』の第一部は、母親による無理な家庭教育によって、母と子が身を焼かれる悲劇でした。煉獄の中での父親の生き方、母親の生き方、それは家庭教育としての森田療法に通じることでしょう。

### (2)-4 父親と母親の森田療法

野口周一氏の著作、『『生活の発見会』運動と家庭教育の復権──永杉喜輔の家庭教育論の意図するもの──』から、少し転用させて頂きます。

永杉は、親向けに書いたある文章[*13]の中で、「『教育とは何だろうか』と疑ってみて下さい。そうすると、きっとあなたのお子さんは、しあわせになるための条件を身につけて育つだろうと思います」と述べているのです。そして、人間として何がしあわせかを探ることは、家庭教育に携わる親がどういう人生観、価値観をもって毎日生きているかということと密接につながっているということも、指摘しているのです。

また野口氏の同じ著作に、永杉による真の母性愛について書いている少し長めの文章が引用されていますので、それを要約して紹介します。

——本能的な愛は母子の間に発現することができるが、それを越えることは母親にとって極めて困難である。真の母性愛は、過去の絆だけへの執着から離れて、子のより高い価値の実現に心を用い得ることであり、人間愛を基礎とするものである。

真の母性愛について、永杉はそのように述べています。本能的な母性愛は努力を必要としない自然なものです。より高次の母性愛は、ある種の努力を伴うものかもしれませんが、これも人間としての自然な愛の姿なのです。次郎の母親のお民は、本能的な愛を発揮できなかった上に、「かくあるべし」という教育にとらわれて、自然な母性愛を見失っていた不幸な母親でした。

父親のあり方については、森田療法を知っている永杉は、森田にならって「事実唯真」という表現をしています。口先の教育をするのでなく、父親は子どもに実物の行動を示し、人間として実物でいなければならない、と。そして社会人として義務を果たすことが、本物の父親の条件である、と。実物を示せ、本物であれ、という強い意味が込められた「事実唯真」です。

### (3) おわりに

森田正馬は熊本五高の出身者です。下村湖人は森田より一〇歳年下で熊本五高出身。下村の一年上に田沢義鋪。さらに下村よりかなり年下の熊本五高の後輩として永杉喜輔と、その同級生に水谷啓二がいました。森田の後に、奇しくも熊本五高の同窓生として、田沢、下村、永杉、水谷という人たちが輩出して、直接あるいは間接に森田療法に関わったのです。森田を除いて、皆が九州男児です。

私は「生活の発見」という言葉への関心に導かれて、たどたどしく書き綴っているうちに、森田療法という運命の糸でつながれた九州出身の「次郎たち」が織りなす話が半ばを占めることになりました。その中で遭遇した下村湖人と永杉喜輔の社会教育には、そこに久しぶりに本物の森田療法を見ました。遅まきながら開眼した思いです。

「生活の発見会」の成立事情については、当初触れる意図を有していませんでしたが、脈絡として書きました。国会図書館にも行って文献に当たり、慎重に調べて記述したつもりです。しかし不適切な点がありましたら、ご叱正を乞います。


〈文献〉


＊1　林語堂（柴田勝訳）『生活の発見』創元社、一九三八
＊2　下村湖人『次郎物語』第一部〜第四部、小山書店、一九四七-一九四九
＊3　岸見勇美『ノイローゼをねじふせた男』ビジネス社、一九九八
＊4　野口周一『生きる力をはぐくむ―永杉喜輔の教育哲学―』開文社出版、二〇〇三
＊5　野口周一「『生活の発見会』運動と家庭教育の復権―永杉喜輔の家庭教育論の意図するもの―」高崎経済大学附属産業研究所編『近代群馬の民衆思想―経世済民の系譜―』日本経済評論社、二〇〇四
＊6　水谷啓二『草土記―一類縁商の生活記録―』大日本雄弁会講談社、一九五一
＊7　まみず座談会「森田療法を検討する―現代人の不安を救うもの―」月刊まみず、第五巻第九号、三七-五七、一九七〇

＊8　岸見勇美『ノイローゼをねじふせた男』ビジネス社、一九九八
＊9　岸見勇美『われらが魂の癒える場所―森田療法と長谷川洋三―』ビジネス社、一九九六
＊10　長谷川洋三『しつけの再発見―親子で学ぶ森田療法―』白揚社、一九八四
＊11　下村湖人『塾風教育と協同生活訓練』三友社、一九四〇
＊12　永杉喜輔『下村湖人―その人と作品―』講談社、一九六四
＊13　永杉喜輔『親と教師のための次郎物語』国土社、一九八四

# 第5章　森田療法で自殺を防ぐ

## 1　京丹後市における自殺の問題をめぐって

「死は恐れざるを得ず」。「生の欲望」と「死の恐怖」は剥がしがたい両面であるがゆえに、死を怖れつつ、あるがままに生き尽くす。それが人間の本来のさがだとするのが、森田療法の人間観です。

しかし今日、生の欲望の赴くままに、生きたいにもかかわらず、生きづらい現実があり、「死の恐怖」より以上に、「生のつらさ」が重くのしかかってきて、それをどうすることもできない人たちが多いのです。そのために、彼らはみずから死を選ぶことがあります。自殺者の心理には、そのような一面が少なからずあるようなのです。森田療法は、ひたすら「生きる」療法です。そうであるならば、「死の恐怖」が歯止めにならない自殺が続出する現実を、拱手傍観しているわけにはいきません。この事態に森田療法はどう対処すべきでしょうか。

### (1)　自殺の実状

過去一五年もの間、毎年三万人を超えていたわが国の自殺者数は、最新の報道によると、平成二四年（二〇一二年）には三万人を下回って、二万八千人弱になりました。これをどう受け止めればいいのでしょうか。多少減ったと言っても、先進諸外国に比べて、わが国の自殺率が極めて高いことに変わりはありません。

年代別、性別に見ると、バブル崩壊後に中高年の男性において突出して増加した自殺者数は、近年減少の傾向を辿ってきました。バブル後に、リストラのショックが働く中年男性の自殺を急増させた現象は、歳月とともに数字の上では少し薄められてきたのです。当時の中年の企業戦士たちは、そろそろ高齢者の世代に移行しはじめています。そして地域によって差はあるものの、高齢者の自殺は減少したわけではありません。

一方で注目すべきもうひとつの現象は、若年層（一〇代後半から三〇代前半まで）の自殺は、近年漸増しているのです。大学を出ても社会に受け入れられない若者たちが、死に急ぐ傾向があります。俗に「就活自殺」と呼ばれています。

自殺者数を都道府県別に見ると、東京都をはじめとして都市部で自殺者が大幅に減っており、これが全国的な総数の減少に反映しています。人口が密集していても、人間関係の希薄な都市部での自殺が減少していながら、都市部よりも人間同士のつながりがあるはずの、非都市部では自殺は減っていないのです。

単純に言えば、世代的に若者と、（一部の地域での）高齢者の自殺、そして地域的に大まかに見ると、非都市部における自殺。これらの防止が、課題として浮かび上がっています。どこに生きていても、何歳であっても、命をまっとうして生き続けることは、まさしく森田療法の課題です。

## (2) 京丹後市における自殺

京都府の北端、日本海に面して、天橋立あたりから西に広がる京丹後市は、局地的に自殺者の多い地域です。日本の古都として、また観光都市として、海外にまで知られている京都市のイメージとうらはらに、同じ京都府の北の僻地に「自殺の町」があることは、国内でもほとんど知られていません。この地域は交通の便が悪く、冬季は雪に閉ざされ、また織物の丹後縮緬などの地場産業も衰退し、経済事情は悪化しています。若者はこの土地を離れ、職を求めて都市部へと出て行きます。こうしてこの地域では、経済的事情の悪化、過疎化、住民の高齢化が進んでいます。

高齢者の自殺が増加して、平成一九年（二〇〇七年）には、京丹後市での自殺率（人口一〇万比）は六〇人となり、県別での従来のワーストであった平成一五年（二〇〇三年）の、秋田の四四人、青森の三九人、岩手の三七人を上回って、局地的にはわが国のワースト地域になったのです。京都府全体の自殺率は二〇人強だったので、府内においても約三倍の高さでした（以上、数字は当時の京都新聞による）。

京丹後市の丹後ふるさと病院の院長をなさっている瀬古敬先生（京都森田療法研究所の嘱託研究

員）を通じてご依頼を受け、私はご当地、北丹地区医師会にて、森田療法についての講演をさせて頂きました。題目は「生老病死の苦と森田療法」でしたが、はからずも、自殺の問題はこのテーマに必然的に関わりますので、その予防についても言及することになりました。京丹後市とその周辺地域の、高齢者の自殺率の高さについて、私が知ったのは、不明にも、つい最近のことで、気づいてから急にこの問題を身近に受け止めて考えだしました。この地域は過疎化して、孤立した高齢者が多い上に、経営困難に陥った中小の企業経営者は多重債務を抱えているケースが多いそうです。

予防対策として、債務、生活苦、病苦、家族の問題、孤立、高齢者の介護、うつ病の治療、希死念慮者の電話相談など、多岐にわたる援助が必要になっていました。自殺率が既に増加していた時期の平成一八年（二〇〇六年）に、京丹後市が防止の組織的な取り組みを開始しました。自殺者数は平成一九年（二〇〇七年）に市内の既遂者の実数が三二人と、ピークに達したものの、その後の数年間、平成二〇年（二〇〇八年）に二二人、二一年（二〇〇九年）に一八人、二二年（二〇一〇年）に一九人、二三年（二〇一一年）に一四人と、京丹後市内では、既遂者実数は漸減傾向にあります。同市の自殺予防対策の成果の表れであろうと思われますが、まだまだ油断することはできません。

この地域の問題について、当地の医師会で発言を求められる以上は、実態を知っておく必要がありました。折しも、平成二五年（二〇一三年）から、自殺防止に関わる各種の関連組織を京都府が統括することになり、その最初の総会が一月に当地で開かれ、その際、ＮＰＯ法人ライフリンク（自殺対策支援センター）の清水康之代表による記念講演も開催されました。この機会にと思って、丹後保健所を訪問して、担当者の方に会って若干お話を伺い、清水代表の講演も聴きましたので、この講演に関することを次に記します。

### (3) ライフリンク代表・清水康之氏の講演を聴いて

私自身、精神科の医師としての臨床経験の中で、ご多分に漏れず、精神疾患の方々の自殺に直接間接に遭遇した経験があります。そのような苦く、辛い経験を通じて、考えてきたことがあります。また最近は、保健や福祉行政のレベルで、市民への啓発活動が推進されています。さらに宗教家や民間の方々が、いのちの電話などの、様々な自殺防止の取り組みをしておられます。推進されている諸対策を是としつつ、微妙に考えさせられていることが若干あります。それらは講演を聴く以前から、私が持っていた違和感です。先にその違和感を書いてみます。

① 自殺の原因はうつ病だから、うつ病を早期に発見して専門医の治療に委ねなさい、という啓発のキャンペーンをし過ぎているのではないか。多くの場合うつは、死にたくなる要因の、むしろ結果であろう。よしんば、うつ病という診断に該当しても、短い診療時間で、医師ひとりで何ほどのことができようか。何かできるかもしれない。でも医師は万能者ではない。専門医にかかれ、という安易な言説には、他の困難な要因を直視しようとしない、回避的な姿勢がいささか感じ取れる。

② 自殺する人はＳＯＳを発する。態度で、表情で、言葉で、あるいは言葉にならない言葉で。医療関係者は言うに及ばず、皆が、そのＳＯＳをキャッチする人間的なセンサーを研ぎ澄ます

必要がある。それは必ずしも難しい技術のことではない。今、相手の身になってみることである。

③　いのちの電話の類の、水際での防止が重要であることは言をまたない。しかし水際作戦は、本末の末に過ぎないと心得たい。

④　森田療法はやはり生き抜く療法である。この療法はわが国で生まれたのに、なぜわが国の自殺率が高いのか。なぜもっと日常生活や教育に森田療法を生かさないのだろうか。

こんなことを考えている自分として、ライフリンクの清水代表の講演に耳を傾けました。行動力、組織力、政治や行政や民間とのネットワークを有するこのＮＰＯ法人ライフリンクの代表の講演は、自殺の問題を、豊富な経験や確かな情報に基づいて、エビデンスとして語られるので、説得力に富んでいます。当地に向けて処方箋を提示する講演ではなく、総合的にわが国の実態を俯瞰しながら、いくつかの問題点を指摘されました。印象に残ったことを少し書き留めます。

①　自殺には様々な要因の連鎖がありうる。過労、職場での環境変化や人間関係、身体疾患、失業、負債、家族の不和、生活苦などが連鎖して、うつ病になり、自殺に至る。だからうつ病の治療や水際での自殺防止は、必要であっても本当の解決になるものではない。

②　ライフリンクによる数年前のある調査では、自殺者の七二パーセントが、死ぬ前にどこかの機関または人に相談を持ちかけていた。相談を受けた機関や人は、相談内容が専門外であったために対応できず、かと言って、ネットワークを使って適切な他の機関や人に紹介することもしなかった、ということになる。

③　地域での居場所作りも重要だが、地域内では心を開けない人もいる。ネットワークは地域だけに閉じないで、広域に向けて開かれたものにする方がよい。

④　人は、「生きることの促進要因」よりも「生きることの阻害要因」が大きくなった時に自殺する。とくに若者たちにおいては、「生きることの促進要因」が低下していて、それが自殺につながっている。

「生きることの促進要因」としては、具体的に次のようなものが挙げられる。

△将来の夢。
△家族や友人との信頼関係。
△やりがいのある仕事や夢。
△経済的な安定。
△ライフスキル（問題対処能力）。
△信仰。
△社会や地域に対する信頼感。
△楽しかった過去の思い出。など。

このような「生きることの促進要因」が、若者たちにおいて欠けている原因として、清水代表は、学校教育の評価主義と、このような若者たちに対する社会や企業の無理解を、やや強い口調で指弾なさったことが印象的でした。学校教育や、社会や企業が変わるべきである、という大きな問題を提出されました。（なお、講演内容については、清水代表のご諒諾を得てここに引用しています。）

今、学校教育、家庭教育、社会教育に向けて森田療法が問われている。私はその感を強くしました。

ちなみに、もう一方の「生きることの阻害要因」の具体的内容は、清水代表ご自身が、連鎖する自殺の要因として挙げておられるものと、ほぼ同じです。参考までに、これも講演内容から引用しておきます。

▼将来への不安や絶望。
▼失業や不安定雇用。
▼過重労働。
▼借金や貧困。
▼家族や周囲からの虐待、いじめ。
▼病気、介護疲れ。
▼社会や地域に対する不信感。
▼孤独。など。

わが国で、自殺の予防・防止に関わっている人たちの実際の取り組みの焦点は、もっぱら「生きることの阻害要因」の除去に向けられているのです。

## (4)「自助」と「他助」

仏教では、自己と他者の関係のあり方を、「自利利他」と教えています。「自利」とは、おのれを利することで、みずからの利益のためにみずからを高めて悟りを得ようと、精進修行することを指します。「上求菩提《じょうぐぼだい》」と言われ、小乗仏教（上座部仏教）に特徴的です。一方「利他」とは、他を利益することで、他者を救済して他者の「自己」を高からしめることを指します。「下化衆生《げけしゅじょう》」と言われ、大乗仏教はこちらを重視します。前者は仏教の「悟り型」の面であり、後者は「救済型」の面です。けれども、一方を究めれば、必ず他方が相伴って生じます。「上求菩提」と「下化衆生」は二つで一つのものなのです。人間世界で自己と他者は切り離せません。自己を高めれば、他者のために、おのずから必然的に動かざるを得なくなります。そして他者を救えば、それが自分の功徳になります。このような正の相関は、大乗仏教では菩薩道にあたります。「人をのみ渡し渡して己が身は　ついに渡らぬ渡し守かな」という古歌があり、他の人たちを彼岸という悟りの岸に渡らせて、自分は最後まで残っている渡し守こそが、実は最も救われるのだ、と教えているのです。救う者の方が救われるというのは、大乗仏教のパラドックスです。しかし、それをパラドックスと感じるならば、小乗的にひたすら自己を究めるために、自力で日々精進すればよいのです。精進で得たものは、自己から溢れ出て、必然的に他者にお返しすることになるでしょう。どちらでも同じことです。

さて自殺の予防、防止の問題に戻ります。このことに取り組んでいる人たちは、きっと救われています。立場上あるいは職務上関わっている人たち、ボランティアで関わっている人たちなど、様々な関わり方があることでしょうが、取り組んでいる人たちは、救おうとしている功徳できっと救われているのです。大乗的な「他助」が「自助」になるのです。

心を病む人たちは本能的にそれを感知して、自分が救われたくてボランティアをすることがあります。とりわけ境界性パーソナリティ障害の人たちは、空虚な自己を満たすために、好んでボランティアをします。よく知られた例としては、かつてイギリスのダイアナ妃は、境界性パーソナリティ障害だと見られましたが、生前にはエイズ患者に会いに行ったり、マザー・テレサのもとを訪れたりしました。それを病的だと侮ってはいけませんし、理想化する必要もありません。「他助」によって「自助」を得る事例として捉えることができます。「建設的生き方（Constructive Living）」を主宰なさっているデイヴィッド・レイノルズ先生は、研修のプログラムの中に、シークレット・サービスと称して「人に言わずに密かに他者にサービスをすること」を取り入れておられたと聞きました。人に賞賛してもらうまでもなく、「他助」は「自助」になるのです。

自殺の予防、防止については「生きることの促進要因」を育て、強化する必要性と、「生きることの阻害要因」を除く必要性が示されています。疫学的には、前者は一次予防、後者は二次予防にあたるでしょう。先ずは後者の二次予防の方が、大乗的であり、かつ喫緊の課題であることはうなずけます。前者の一次予防的な取り組みは、まさに学校や家庭や社会における教育、あるいは再教育に相当します。まず当面、救いたいならば、と言うより救われたいならば、自殺の二次予防に関わることができます。もっと根源的なところで、自殺の一次予防を考えるならば、教育に取り組む必要性に直面します。教育は、これに関わる者の自己が問われます。小乗的な自己の研鑽なくして、容易にできることではありません。それだけに一層、「自助」と「他助」の喜びを味わうことができるでしょうけれども。

いずれにせよ、人を育てることも、困っている人を助けることも、すべて森田療法の本質的な任務そのものです。自殺者が多いわが国の現実が目前にあります。そんな今、森田療法家が、森田療法の自助組織の方々が、あるいは森田療法で生き直そうとしている当事者が、「自助」と「他助」に恵まれる機会を得ているのです。

もちろん何をしてもよいというのではなく、何をせねばならないという義務があるわけでもありません。すべきことでできることをする。すべきでないことや、できないことはしない。ただそれだけです。

相田みつを氏が書いていました。曰く「人の為と書いて　いつわり　と読むんだねえ」。

## 2　自助と他助——森田療法で自殺を防ぐ——

京丹後市における自殺の問題について考える機会に遭遇し、私は森田療法の立場からどうすればよいかを自問自答しました。そして関係各位のご協力を得て、京丹後の地域の自殺防止活動の情報を頂いたり、また僧侶の立場から自死・自殺防止活動に携わっておられる有力者のお話を伺ったりして、自分なりに認識を深めようとしました。そこで、模索的に考えたことや、当地の医師会で話した内容についても若干紹介します。

## ⑴　地域的な自殺防止活動について

地域における自殺防止活動の事例として、北東北地方の、とりわけ秋田県内で、これまでにさまざまな取り組みがなされてきました。そのうちでも、渡邉直樹先生は平成九年（一九九七年）から、秋田県由利本荘市での地域の自殺予防対策において、様々な取り組みの中のひとつとして森田療法を取り入れて関わったという経験を発表しておられます[*1]。北東北の自殺について渡邉先生は、「県民性」という固定化した捉え方をするのは誤っていること、そして自殺した当事者たちは、内閉的で過敏な心の状態（傷つきやすい状態）にあって、それが経済問題や対人関係を契機に思考が矮小化し、うつ状態になり、自殺の決断をするに至るということを指摘しておられます。そして「生の欲望」を十分に発揮して生きるように、わかりやすく住民に説明し、住民の意識を変えて、自殺予防に役立つようになさったのであり、それが森田療法の応用であったという趣旨を述べておられます。このような「森田療法的」な貴重な取り組みの事例を参考にしつつ、京丹後市に向けて、あるいはより広く、自殺防止活動に携わっている一部の方々と、討論を交わしました。

森田療法にとっては、自殺防止に森田療法を活用するということの意義が基本的に問題になります。自殺防止とは、人が自らの命を断つことなく、前向きに生き続け、生き尽くすように何らかの支援をすることであり、そのような支援へ向けての対策があちこちでなされてきているのです。自殺をせずに生きるということは、「生の欲望」のおもむくままに生きることにほかなりません。つまり、既に各地でおこなわれている自殺防止活動というものは、本来的に森田療法的なのです。森田療法と同じく「生きる」ことを重視するからこそ、自殺防止活動が展開されているのです。

もちろん森田療法に携わっている私たちも、自殺防止活動の必要性についてもっと認識を新たにし、すべきこと、できることがあれば、たとえ牛歩のようでも行動を起こしたいのです。そして森田療法の立場にいる自分たちが、現にすべきことやできることとは何なのか、と考えます。そうすると、それは森田療法や森田理論を大義名分として掲げることよりも、実際に当たって臨機応変に動くことこそ望ましいのではないかと気づくに至るのです。ただし地域によって、実際の事情は様々でしょうから、そこが智恵の働かせどころになるはずです。

京丹後市の自殺防止については、幸い市役所の保健師様から活動の現況を教えて頂くことができました。頂いた情報によれば、行政を中心に様々な角度から取り組みが組織的になされていることがわかりました。したがって短兵急に、そこに割り込んでいくには慎重である方がよいと、とりあえず判断しました。

### (2) 言葉としての「自殺」と「自死」

過日、平成二五年（二〇一三年）のある日、「関西　自死に向き合う僧侶の会」の代表の立場におられる、河合宗徹（臨済宗）禅師にお目にかかってお話を伺う機会に恵まれ、多くのことを教えられました。河合宗徹禅師は、臨済宗という宗派の枠を超えて、全国的な「自死・自殺に向き合う僧侶の会」で、この問題に取り組んでおられ、さらに関西地区で同じ僧侶の会を組織して、活動をなさっています。同時に臨済僧としては、自死防止が宗派全体の動きになるようにと、ご努力なさっています。

仏教思想に感銘を受けている市民は多くいます（私自身もそのひとりです）。しかし、市民と僧侶の関係は、えてしてお葬式など抹香臭い法事の際に、お坊様との距離が近くなって、平素は市民たちはお坊様に距離感を抱きがちなものです。それを打ち破るべく、近年、社会参加型の仏教(Engaged Buddhism)が国内外に興っています。仏教思想を生かして、率先して社会活動に関わっておられる僧侶たちが、少なからずいらっしゃるのです。ありがたいことだと思います。

さて河合禅師とお会いした際に、師は私に主に二つのことをご助言下さいました。ひとつは、上求菩提と下化衆生の関係です。申すまでもなく、この二つは別物ではなく、一つで二つ、二つで一つです。ただし、私の立場からは、森田療法的な視点からの発想がそれに重なります。ともあれ森田療法と禅の関係については、より厳密に追求を深めねばならないことを痛感しました。本物の禅僧から頂戴した課題をありがたく受け止めたのでした。

もうひとつは、用語の問題です。河合禅師からは、「自殺」より「自死」という言葉を使う方が望ましく、両方の言葉が使われている現在、「自殺」という言葉を切り捨て難ければ「自殺（自死）」というような表記をしてはいかがか、という趣旨のご提案を頂きました。

たった一字の違いですが、二つの用語の適否については、微妙な背景があります。精神科医師は言葉に敏感です。私とてやみくもに「自殺」という言葉を使っているわけではありません。「自殺」は言葉として鋭利です。当事者の慰霊に際しても、また遺族の方々のお気持ちに対しても、「自死」という言い方の方が、優しいのは明らかです。仏教の立場からしても、その教えである「不《ふ》殺生《せっしょう》戒《かい》」を杓子定規に当てはめれば、みずから命を断った人は戒を破った者であるとして、死者に鞭打つことになりかねません。ですから心ある仏教者は、「自殺」という言葉を忌避して「自死」の語を使用されます。

仏教側で「殺」の文字が忌避される事情として、今ひとつは、かつて日本で軍国主義が進められた中で、日本仏教は戦争に追従、もしくは戦争を肯定した歴史を背負っていることがあるでしょう。日清戦争以来、お釈迦様の「不殺生」の教えに反して、真宗大谷派は他の宗派と共に、「一殺多生《いっせつたしょう》」という戦争向けの愛国主義的な言葉を用意しました。それは、やむを得ず一人を殺しても多数者の平和を手に入れようという標語でした。そんな大谷派の中には、戦争は罪悪であるとして反対した、竹中彰元という叛骨の僧侶がいたことが、最近、大谷派のある僧侶によって明らかにされ、[*2]この著作に、大谷派と他の宗派が「一殺多生」という言葉を用意したことが詳らかに記されています。しかし「他の宗派」とはどの宗派であったのかは明記されていません。

ともあれ、そのような経緯もあり、仏教の立場からは、仏教本来の「不殺生戒」の教えに単純に則って、「殺」を破戒としていたずらに弾劾をなすようなことをしないという仏心から、「自殺」という用語を慎もうとするのです。

確かに、語感の厳しいこの用語は、当事者の遺族の方々に苦痛を与えており、遺族の方々のグループは「自死遺族の会」を名乗っておられます。

「自殺」の代替語として「自死」が用いられだしたのは、私の記憶する限りでは、一九九五年に柳田邦男氏が、『犠牲・サクリファイス』[*3]という著作を世に出された時以降のようでした。柳田氏はこの本で、心を病んでいた息子が、「突然自ら死出の旅に出てしまった」という書き方をして、脳死になった一一日間のことを記しておられます。「自ら死を選んだ」という表現もありますが、「自殺」と「自死」のいずれの用語も使用を避けておられます。しかし一九九八年の『『犠牲・サクリファイス』への手紙』[*4]という著作では、「息子は心を病んで『自死』の道を選びました」と言っておられます。このようにして次第に遺族の立場から「自死」という言葉が用いられるようになったのでした。

島根県においては、平成二四年（二〇一二年）秋に「自死遺族の会」からの要望を受けて、翌年度から、つまり平成二五年（二〇一三年）四月から公的に「自殺」という用語を廃止して、「自死」という用語を採択することが決議されたそうです。引き続いて、鳥取県と宮城県も公文書で「自死」の語を用いることを決めました。しかし現在では国のレベルでも、「自殺対策基本法」があり、多くの地方自治体では公的に「自殺」の用語を廃止してはいません。学術的にも「自殺」という用語が使用され続けている段階です。この文章を書いている筆者の私も医学畑の人間で、研究という概念を大きく拡大してはいますが、冷徹な研究的取り組みを主眼にしています。個人的には、「自殺」という言葉の刺々しさ、「自死」という言葉遣いの優しさに賛同します。しかし現状では、医学用語として「自殺」を用いていますので、この点についてご理解を願うものです。

二つの用語のいずれを使うか、あるいは両方を使うかについては、今後議論が続くものと思われます。この問題は決して単純ではありません。「自死」という用語には歴史的に複雑な意味が含まれています。日本独特の文化的土壌における「自決」や、太平洋戦争中に特攻兵士が強制された「自爆」の死も、「自死」なのです。ちなみに柳田邦男氏自身も、『犠牲・サクリファイス』の上梓を遡ること二年前に、戦争における「自死」についての書物を編集しておられます。また問題の著作『犠牲・サクリファイス』の表題も、グリーフ・ワークにおける心的な体験を象徴化したものです。「自死」が感傷的に捉えられて、死のハードルが低くなることを懸念する向きもあります。

少し長くなりましたが、二つの言葉のどちらを使用するかという問題の、背後にある複雑な事情について述べました。

### (3)「生老病死」の苦と森田療法—苦楽共存で生き尽くす—

この見出しは、京丹後市の医師会（正確には同市の周辺にある宮津市と二つの町も含む北丹医師会）で、話した私の講演のタイトルです。その前半では森田療法の立場から、生き抜くということについて、後半では森田療法に拘泥せず、また京丹後市における自殺防止活動に向けて提言するのでもなく、精神科医師である私の立場から、自殺の問題について述べました。そこでの発表の要点のみを、かいつまんで以下に記します。

人生に四苦八苦あり。「生」、「老」、「病」、「死」という人間の存在に関わる四苦、さらに「怨憎《おんぞう》会苦《えく》」、「愛別離苦」、「求不得苦」、「五蘊盛苦《ごうんじょうく》」という生活の中で体験する後半の四つの苦。これら四苦八苦は人生につきものです。苦を諦めて（明らめて）、生きるほかありません。しかし苦があれば楽があります。森田療法は苦行をしようというものではなく、苦楽共存の人生をそのままに生き尽くそうとするものです。

「苦痛を苦痛し、喜悦を喜悦す。之を苦楽超然と言ふ」。これは森田正馬の言葉です。でも盲目の一生を送った東北の最後の瞽女《ごぜ》、小林ハル様の歌った唄「磯節」の文句の方が、堅苦しい森田正馬の言葉よりむしろ分かりやすい。「楽は苦の種、苦は楽の種、楽をする気でおるからつらい、つらいつとめもつらいと思わず、苦々にせぬのが苦は楽の種」。またご当地京丹後市には、日本最高長寿者で百一五歳（平成二五年（二〇一三年）当時）の木村治郎右衛門様がおられます（残念ながら、その後鬼籍に入られました）。木村様が生きてこられた人生のモットーは、「苦にするな、嵐の後に日和あり」だったと聞きます。「苦にするな」と言うとそれは「思想の矛盾」で、「あるがまま」ではない、などと言い出したら、森田療法の思想の矛盾で、森田療法の負けになります。木村様に、そして木村様が生きてこられた京丹後市に脱帽です。

森田療法は人生に役立ちますが、森田療法のために人生があるのではありません。森田療法の智恵を少し活用するなら、苦しいときに、仕方がないことは仕方がないとして諦めると共に、仕方があることは仕方を追求する方がよいのです。工夫して自力を尽くして、他力に委ねる。それが森田療法です。小林ハル様の磯節の文句も、木村治郎右衛門様の人生訓も、そのような意味が含まれているに違いありません。

「四苦八苦」のことに遡れば、釈迦が教えたこととして、次のような話があります。赤ん坊を亡くして嘆き悲しんでいる若い母親が、我が子を生き返らせてほしいと釈迦に救いを求めました。釈迦はこの母親に「村の中で、死者を出したことのない家から芥子の実をもらって、それを赤ん坊の口に含ませよ」と言いました。母親は、死者を出したことのない家を探し回りましたが、そのような家は見つからず、やっと彼女は釈迦の教えを理解したのです。

釈迦のこの教えは、認知行動療法的ではあります。しかしお釈迦様の教えであったからこそ、貴重だったのです。同じ言葉でも誰が言うかによって、相手に異なって響きます。芥子の実のことを言うだけなら、難しいことではありません。お釈迦様の足元に及ぶべくもありませんが、少しでもそれに近づこうとして、治療者は日々精進せねばなりません。それが森田療法の眼目です。

自殺の問題については、私見、管見ですが、ひとりの精神科医師として気づいていることがあります。自殺の背景にある精神疾患としては、うつ病が特に注目されて、うつ病の発見と受診について啓発がなされています。しかし自殺につながる精神疾患としては、うつ病以外に、統合失調症や、てんかんや、パーソナリティ障害などが挙げられます。統合失調症者においては、死に神に取り憑かれるかの如き、非合理的な死の衝動が稀ならず認められます。この死の衝動は、寡症状性の統合失調症において際立って見られますが、死の衝動それ自体が重大な症状ですから、寡症状性であると言えば矛盾します。精神科の医師ならば、このような希死念慮を持つ統合失調症者にほぼ日常的に遭遇しているに違いなく、また残念ながら既遂に至ったケースをご存知のはずです。死の衝動を除けば寡症状ゆえ、いわゆる「偽神経症性統合失調症」に相当し、神経症と誤診されたり、または意図的に神経症圏の集団に入れられて、神経症向けの治療（森田療法）が施されることもありますが、森田療法を適用するには工夫を要します。また、てんかん、とりわけ側頭葉てんかんにおいて、うつ症状が起こりやすく、衝動的に自殺に走ります。統合失調症も側頭葉てんかんも、自殺のリスクの高い病理として、精神科の臨床でよく遭遇するものであり、うつ病と共に自殺予防の対象として取り上げられてしかるべきだと思われます。

北東北の自殺者に「心の傷つきやすさ」（脆弱性）がみられたという渡邉先生の指摘がありました。脆弱性ということの意味が明確でなく、ペンディングになっています。これは複数の精神疾患を総称したもの、あるいは複数の精神疾患の潜在をも含めた総称と解することもできます。それは、可塑性の乏しい、脆弱な精神的素質と言い換えてもよいでしょう。このように敷衍的に考えると、うつ病だけでなく、精神科臨床から気づくところの、統合失調症や側頭葉てんかんにおける自殺のリスクにもつながることになります。

私自身は、精神科医師のキャリアのかなり後年に、関心を森田療法に絞ることになりますが、かつては病院での精神医療や企業内のメンタルヘルスや大学生のメンタルヘルスなど、森田療法以外の様々な領域の精神科診療に携わりました。森田療法のみならず、他の領域でも、自殺の問題に直接、間接に遭遇しています。そこで主に自分の経験的な見聞に基づいて、複数の自殺症例のエピソードを（本稿では省きましたが）呈示して、人が自殺に追い込まれるような様々な状況を示しました。状況を決して一様に捉えることはできないことを例証したのでした。

### (4)　森田療法で自殺を防ぐということ

森田療法で自殺を防ぐ、という大上段に振りかぶるような題目を表記しています。どんな素晴らしい方法があるのかと期待してお読み下さった方々があれば、おそらく裏切ったことになり、申し訳なく思います。実際、私の拙い発表を熱心にお聴き下さった先生から、「京丹後地区の自殺は、心の面よりも、経済的に豊かにしなければ解決しないのではないか」というご発言を頂きました。

私自身も、そのことを考え続け、頭の中で堂々巡りをしていました。地域の皆様はこの問題に何年も前から直面して、奮闘し続けて、そして経済的破綻を最小限に押しとどめておられるその均衡の上に、今日があるのです。不幸にも自殺者は出ています。この方々は、いわば仏教で言う「代受苦《だいじゅく》」を引き受けて下さったのです。そして他者の代わりに命を断ったその人たちを悼みつつ、生きておられる多くの生活者がおられます。地域の方々は、厳しい環境の中で、おそらく正真正銘の森田療法的生き方をなさっておられるのです。そのような方々に向かって、「生の欲望」や「あるがまま」などという森田療法の用語を説くならば、僭越であり、恥ずかしいことです。私とて、いたずらに森田療法の旗印を掲げて自殺防止活動に参与できるとは思ってはいず、森田療法の立場から何かできるのだろうか、と考え続けました。森田療法の側の面白みは、縁あって私たちは森田療法でつながり合っており、同時に特技や職業は人それぞれに異なっていることです。みんなが違って、みんなが通じているのです。志を共有しながらも、変幻自在に動けるのが、森田療法に関わっている自分たちの利点だと思うのです。

自殺を防ぐ活動と森田療法の課題は、あまりにも近い関係にあります。近すぎるがゆえに出足が鈍り、“belle indifférence”（心地よい無関心）を決め込むことになりかねません。それを打破する課題が私たちに差し戻されています。森田療法の患者さんでなく、療法に従事している人たちの中にも、これまでに幾人かの自殺者が出ています。私たちの“belle indifférence”という名の油断に足元をすくわれたのです。森田療法で自殺を救うという課題は、私たち自身に必要な自覚の問題にほかなりません。

私は、京丹後地域の医師会で、森田療法の視点からやや一方的な話をさせて頂くにとどまりましたが、会場においで下さった方々とご縁を頂いたことを、ありがたく思ったのでした。

〈文献〉
＊１　渡邉直樹「地域自殺予防活動と森田療法」、「日本森田療法学会雑誌」第二一巻第一号、一‐四、二〇一〇
＊２　大東仁『戦争は罪悪である―反戦僧侶・竹中彰元の叛骨―』風媒社、二〇〇八
＊３　柳田邦男『犠牲・サクリファイス―わが息子・脳死の11日―』文藝春秋、一九九五
＊４　柳田邦男『『犠牲・サクリファイス』への手紙』文藝春秋、一九九八

# 第6章　森田療法と認知行動療法

## 1　「認知行動療法は必要か？」―日本行動療法学会・シンポジウム二〇一二―

佛教大学の宮下照子教授が、表記の自主シンポジウムを企画なさり、「森田療法の立場から」参加させて頂きました。

宮下先生は純粋な行動療法を専門的に追求なさっている研究者で、その立場から、近年の認知行動療法のあり方をアカデミックに組上に載せて論じ合いたいとの意図で、このシンポジウムを用意なさったものです。

このシンポジウムの主旨は、次のような点にありました。まず、①「認知」という曖昧な概念の点検、そして、②認知と称する内在的で客観化できない精神機能を、あえて計測する手法により、外在的な行動と同列に扱うという、認知行動療法の基本理論を科学的に洗い直す必要があるのではないか、という問題提起です。シンポジストは、基礎心理学、行動療法、認知行動療法、そして森田療法を代表する者で構成されました。

さて、近年、森田療法の中に認知行動療法が合流してきました。森田療法の側が、認知行動療法を摂取したと言う方が確かかもしれませんが。私自身の立ち位置は森田療法の原法にありますので、認知行動療法の流入と一線を画してきました。そのような立場から、私は「認知行動療法は必要か？」について発言することになりました。

ともあれ、このシンポジウムはかなり異色でした。今を時めく認知行動療法に対して【必要か？】とその存立の意義をラディカルに問うものである上に、行動療法vs認知行動療法vs森田療法というスリーウェイマッチの構図になるので、対戦の仕方に工夫を要しました。そこでまず前哨戦として、ネット上で聴衆なしのスリーウェイの予備的意見交換をおこないました。それで収拾がつくには至りませんでしたが、私もそこで意見表明を繰り返し、揺れながらも自分の思考が少しずつ前進しました。そのプロセスを段階的に書き留めましたので、以下にそれを披露することから始めます。

## 2　森田療法の立場と認知行動療法【意見①】

森田療法は、創案者の森田自身が、この療法を「自然療法」とも「体験療法」とも呼んだところにその本質が示されています。
森田の思想では――、神経症的症状は流動する心のひとつの姿に過ぎず、これを異質なものとして排除する必要はない。取り除こうとすればするほど、注意が症状に向き、感覚は鋭敏になるという精神交互作用が起こる。心理的姿勢としても症状にとらわれて自縄自縛の日々を送ることになる。だから自己中心的に自分の症状を治すことにとらわれているよりも、毎日の生活に取り組み、前進することが重要だ、ということなのです。その努力の中で、おのずから新たな境地が開けていきます。症状については、自然治癒力（今で言うレジリエンス）にまかせればよいことになります。

そもそも森田療法は症状を治すことをターゲットにした療法ではありません。大きな摂理の中で生かされている人間は、自然に服従し境遇に柔順に生きるほかありません。生の欲望のおもむくままに精一杯に自力を尽くす面と、人為の及ばないことについてはただ他力に委ねざるをえない面とがあります。森田療法は両方を包摂しており、能動と受動を含んで「あるがまま」と言っています。このような生き方の智恵、叡智へと体得的に導くのが本来の森田療法です。言い方を換えれば、体験に基づいて人間性を伸ばすことが森田療法の本旨です。前向きの生活、人間的な成長とともに、一大事であった症状を治すという課題そのものは雲散霧消していきます。症状が完治するかどうかは論外のことなのです。

ところが森田療法の領域でも、症状を治してほしいという患者さんの求めに、さしあたり応じようとして、認知行動療法が導入されました。認知行動療法で、症状除去に焦点を合わす対処をすると、悩みながら「あるがまま」に生きるという貴重な体験を削ることになり、森田療法におけるせっかくの深いレベルの治癒が閑却されるのです。それは惜しいことです。

そのような視点から、私は森田療法の認知行動療法化に同調していません。

森田療法の中に認知行動療法が入ってきましたが、その下地には、元来森田療法の側に認知行動療法に通じるような一面があったからだと思われます。

森田正馬自身、神経質の心理機制と治癒への道を説得的に教えようとしました。いわば認知させようと試みたのですが、うまくいかないので、入院して修養的な生活をさせる療法を創案したのです。一方で外来診療も続けました。その診察ぶりについては、森田の夫人が「同様の病症患者を説得するにも、時と場合により、一人々々に其話の内容が変り、臨機応変で非常に面白い」と感心したそうです。相手に合わせて認知の修正を促したと言えます。また一部には森田の著書を読んで、治癒への契機を掴んだ神経症者もいたようです。

形外会（森田の下で治った人たちの集い）で、互いに座談をし、森田が訓示をしているのも、退院後も修養的な生活に勤しむよう、認知的な強化を図ったとみなすことができます。また自助組織「生活の発見会」も、集談会や機関誌の発行などを通じて、認知行動療法的に機能しているのだろうと思います。

さて戦後、森田正馬の学説については、画期的と言うべきなのか、そこから仏教的、禅的な難解な部分が抜かれて、ネオ・森田と呼ばれ、クリアな説明がなされるようになりました。この再編された理論体系では、A　症状はそのままにしておき、B　なすべきことをなす、と「あるがまま」を二段階に考えるようになりました。また、A　症状森田、B　生き方森田、という分け方をされたりもします。これらは受動と能動の二段階の考え方ですが、「あるがまま」を二分するのは便宜的ではあっても、模式的に過ぎます。本来一つのものを二つにするのは、不自然なことです。

そして、このような二段階の図式が受け皿になって、A　認知、B　行動が入ってきたように思われます。しかしこれは私なりの見方ですし、また認知行動療法は、症状を治す療法ですから、認知と行動が「あるがまま」の二段階にそのまま当てはまるとは思えません。

認知にも二方向ありうるでしょう。つまり「あるがまま」を噛みしめて症状を「ままよ」とする認知と、さしあたり対症療法的に不安からの解放を図る方向での認知です。理念的には、両方向の折衷が視野に入っているかもしれませんが、実際には、「そんなに気にしなくてもよかったのだ」と気づかせる、症状を照準とする認知に導くことが多いように思います。たとえば、他者の視線を気にする対人恐怖の場合、「他者は実際にはそんなにこちらを注目していないという事実」への気づきを「事実本位」として指導する向きもあるようです。そして行動もまた、症状軽減とセットに推進されるのでしょう。

こうして認知行動療法の導入によって、症状除去よりも人間性を伸展させるという森田療法の本質的なところが、後回しになってきました。そのため、認知行動療法に接近しておられた森田療法家の一部の方々は、今や危機感を持っておられるのではないかと推測します。

森田療法家の重鎮、中村敬先生は認知行動療法に対して、次のような三つの疑問を呈示しておられます。[*1]

①　CBT（認知行動療法）では、いかにして患者が建設的な行動に向かう力を引き出す（動機づける）のだろうか？

②　ＣＢＴも森田療法同様、強迫的な患者も扱うだろうが、思考（認知）を修正しようとする努力が、知性化の藪の中に入り込むことはないのだろうか？

③　ＣＢＴがおこなうような合理的検証作業は、深いレベルで認知の変化をもたらすことができるのだろうか？

中村先生ご自身、これらの三つの問いに応えるのは、マインドフルネスにもとづく認知療法（ＭＢＣＴ）や、いわゆる第三世代の新しい波の認知行動療法であろうと、その時点で考えておられるようでした。

私からすれば、答えは足下に、つまり、森田療法の原点にそれらの答えはあると思うのです。

## ３　認知について【意見②】

認知行動療法は、「たとえて言えば、認知療法と行動療法が結婚したようなものだ」と、言った人がありました。素人にはわかりやすい説明かもしれません。そして私もほぼ素人です。けれども、精神医学の畑にいて、そして心理学もほんの少し学んだこともある立場の者として、「結婚」という喩えでは何もわかったことにはなりません。認知という内面的な働きと行動という外面的な働きを、一緒に扱うのであろう療法は、内面の機能と外的行動をどのように統合して療法化したのであろうか、という理論上の疑問がつきまとっていました。また認知療法と行動療法は、どちらが主でどちらが従か、あるいは対等合併か、という疑問もありました。でも臨床的に便利な治療なら目くじら立てなくても、と思っていたのです。

しかし思いがけずお鉢が回ってきて、認知行動療法について論じねばなりません。森田療法との関係について、この際私としても、認知行動療法の理論体系を改めて考えた上で発言する必要があります。

とりわけここで考えるのは、目に見える行動はともかく、目に見えない認知というものについてです。認知という言葉を、今どきの若手の心理臨床家は、何の屈託もなく日常的に汎用しています。世代の違う私は、認知という用語に出くわすたびに、この用語と概念をすんなりと〝認知〟?できなくて、そのつど当惑を覚えます。認知とは何のことなのでしょうか?

昨今多様な意味で認知という言葉が使われていますので、ほぼ素人の私なりに整理をしてみます。

① 本来、認知という用語、概念は基礎心理学において、知覚とセットで用いられてきました。ほぼ素人も、その程度のことは頭にあります。知覚の処理と言うのでしょうか。知覚的な刺激入力を記憶に照合し、判別して知ることだと思います。それぞれの脳というブラックボックスの中で起こる作用なので、厳密に客観化することは困難です。大東《おおひがし》祥孝《よしたか》氏（神経心理学）は、個人の固有の記憶に照合されて認知が起こるのだから、純粋な〝cognition〟というものはあり得ず、すべての認知は〝recognition〟であると言っています。この指摘は、認知は内面的な作用であるのみならず脳ごとの個別的現象だから、追体験も客観化もできないという考え方を支持するものです。

しかしそこまで厳密に言うと、前に進めません。健常者の場合、いちいち追体験しなくても、過去の体験共有に基づき、自明のこととして共有できる認知の側面もあります。レモンとか梅干しという言語刺激だけで、唾液の分泌が起こりますが、共通の味覚的認知のなせる現象です。リンゴという言葉を聞いても脳内でそのイメージを共有できます。けれども人により、赤いリンゴや薄緑色のリンゴ、また味も様々で認知が微妙に異なる側面もあります。またテレビのレポーターが珍味を食して説明していても、視聴者にその味はわかりません。つまり認知の質については、共有できる部分と共有できない部分があるのです。

ともあれ、本来の認知とは脳内での知覚の処理のされ方のことなのです。

② 認知の病理もあります。私たちが駆け出しのころに読んだ精神医学の教科書や成書には、まず精神症状学について記載されていました。そして、精神症状を説明するに先立ち、予め正常な精神機能について、系統的な記述があったものです。知覚についてはもちろん説明されていましたが、知覚につながる認知については、あまり丁寧に触れられていませんでした。

しかし、知覚の異常というより認知の異常という方が適切な症状が多々あります。神経心理学で扱う失認（agnosia）、統合失調症などにみられる人物誤認（Personenverkennung）、妄想知覚（Wahnwahrnehmung）、さらに錯覚の延長として幻覚があります。幻覚のことをフランスのミンコフスキーは“perception sans objet”（対象なき知覚）と言いました。これらの症状名を見ると、認知を表す用語と知覚という用語が混在しています。二つの用語は表裏をなしているわけです。しかし、知覚対象のない知覚などというものは、あり得ず、言葉の綾に過ぎません。上記のような症状は、正確には認知機能の病理として捉えるのが適切でしょう。この辺までは、基礎心理学的な狭義の認知機能の異常として、つまり①→②として、無理なく理解できます。

ところが今日、その外延に、単に知覚との関係だけを意味するのでなく、より複雑な意味で認知機能の障害と言われる病理群があります。統合失調症や発達障害における認知機能障害なるものがその代表的なものです。ほぼ素人にはそれを明確に説明する力量はありませんので、簡単に記すにとどめます。統合失調症における認知機能障害は、主に思考機能の範疇で、連合弛緩により言語的理解能力が低下したり、むらができたりすることに関係するでしょう。さらに精神機能全体が統合されて、かつ持続的に機能し続ける力が減弱する結果、周囲の複雑な刺激を敏速に、かつ生き生きと脳内で再統合して受け止めることが困難になります。そのような病態を指して、認知機能の障害と称するのかどうかは、私が決めるのではなく、逆に問いたいところです。

自閉症（広汎性発達障害）における認知機能障害は、統合失調症の場合とまったく同じではありませんが、統合失調症と同様に複雑な障害として捉えられる面もあります。たとえば映画『レインマン』で、ダスティン・ホフマン演じる自閉症者は、横断歩道の緑の信号を見て歩きだしますが、赤信号に変わったため、横断歩道の途中で立ち止まってしまい、車の発進を妨げます。信号の認知はできても、このような場合は急いで歩道を渡りきらねばならないという、状況判断ができないのです。横断歩道のこの例は単純な状況ですが、社会的に遭遇する状況はより複雑で、状況を適切に認識してうまく適応できない人たちがいます。いわゆるＫＹ（空気読めない）で、そんな若者たちはいっぱいいますが、社会現象でもあるので、発達障害的な認知機能障害の延長上で捉え得るのかどうか、判断しかねます。

ともあれ、①の狭義の認知機能の異常（①→②）の図式で単純に説明できないけれども、②の外延に置かざるを得ない病理が存在しています。

③　さて認知行動療法で認知と言われるものは、明らかに概念が異なります。

認知行動療法のテキスト的な本では、「認知」を次のように規定しています。「認知のあり方とは、ものの考え方や受け取り方」。

あるいは、「認知（考え）Thoughts」という見出しの下に、その説明として、「考え方。状況をどのように捉えるか、意識して考えているというよりも、自然に浮かぶような、考え方の癖を含む」とあります。

ここでは認知の概念はかなり変貌し、拡大されています。このレベルで認知と称する精神機能は、刺激入力に対して、知覚、思考、記憶、感情、意識、知能、性格のすべてが関わって起こる脳内の反応のことでしょう。もはやその中には、①の基礎心理学的な認知概念があるのかどうか、判然としません。あっても片鱗の程度でしょう。しかるに、認知行動療法において、基礎心理学と同じく、cognitionという英語の語彙が使われ、認知という同じ訳語が適用されているのです。そこに認知行動療法が抱える矛盾があると思います。

これは森田療法との関係から指摘することではなく、また認知行動療法を貶めて言うのでもなく、認知という用語と概念が非科学的であるとして、批判をされうること、誤解を招きうることを、指摘するものです。

## 4　行動について【意見③】

森田療法は自己をみつめる内省性を重んじますが、同時に、悩みを抱えつつ実生活で歩を踏み出して必要な行動をすることを評価します。悩みは人間性の厚みを増すし、人のため自分のため、必要なことに日々努力する生活そのものが、平凡であって尊いとするのです。そのことを指して、森田正馬の後継者の高良武久先生（慈恵医大教授）は、「平凡の中の非凡」と言いました。

要は地道な建設的行動に人間らしい生き方を見るのですが、行動を重視する点で、行動療法との異同がよく問題にされます。

高良武久先生は、高良興生院という森田療法入院施設の院長でもありましたが、ここに入院していた患者の「竹買いの話」というエピソードがあります。不安神経症の入院患者が、ある時、竹を買いに行ってこいと命じられました。彼は病院から外出して竹を買って帰院し、「竹を買いに行ってきましたが、不安は起こりませんでした」と嬉しそうに報告したのです。これに対して治療者は叱りました。「君が外出した目的は竹を買うことであって、いかに良い竹を安く買ってくるかが目的だったのに、不安が起こりませんでしたとは何事だ」と。症状のことよりも、必要な役割や目的を果たすことの方が重要なのです。

行動療法の場合は、この竹買いの話をどのように評価なさるでしょうか？　まだ行動療法の先生方にお尋ねしていませんが、察するにこんな答えをお返しになるのではないでしょうか。外出できなかった患者が、買い物をする役割付きの外出を一応人並みに果たして、かつ不安も起こらなかったのなら、行動療法的に成果があったと評価できるでしょうと。おそらくこの辺に森田療法と行動療法の違いがあるのです。

　行動療法は、心というブラックボックスの中にあるものを、安易に取り出して扱おうとすることに批判的です。そして行動を通じてのみ心を把握できるという考え方に立脚し、不適応行動が現れた場合には、心と行動をセットで治すというアプローチをする療法であると私なりに理解しています。

　森田療法は行動のみならず、ある意味、行動療法以上に心を問題にして、そのあり方を治療対象にしているのです。そもそも心というものは、常に流動しており、捉え難きものです。なのに心を固定的な対象として捕捉できるという、誤認をする心に問題があるとする療法です。症状としての心と、それを治そうとする心があって、心が心に関わると不毛のとらわれが起こるのみです。これを喩えて、禅では「繋《け》驢《ろ》橛《けつ》」と言っています。杭に繋がれた驢馬は逃れようとして、杭のまわりをグルグルと回る結果、がんじがらめになってしまいます。人間とて愚かなものです。心、とくに知性は厄介なもので、両刃の剣です。心の症状を治そうとして、心を知的にやりくりすると、繋驢橛の驢馬同然になります。それを治すのが認知行動療法だ、という声が聞こえてきそうですが、症状によっては、治そうとすると認知行動療法も繋驢橛の憂き目を見ることにならないでしょうか？

　心を取り出すことに慎重である点では、行動療法と森田療法は似ています。しかし森田療法は、行動療法のように、ある条件下では心を捕捉できるとも考えませんし、捕捉することの意義を認めてもいないのです。

禅に達磨大師と慧可《えか》の逸話があります。大師の弟子の慧可は、ある時不安になって師の達磨に、安心を得るにはどのようにしたらよろしいかと尋ねます。そうしたら達磨曰く「では不安だという心をここに持って来い。持ってきたらその心を安心にしてやろう」。もちろんどこを探しても対象物としての心は見つかりません。安心というものは、求めても手中にできないことを、慧可は教えられたという、よく知られている話です（『無門関』に出ている「達磨安心」）。安心を求めても得られなかった体験をして至る境地が、大安心なのでしょう。

行動療法の正統派の大家、宮下照子教授から、行動療法について、折りに触れてお伺いする機会があります。宮下教授は、心に対する行動療法の立場からの見解として、人の心の暗闇に不用意に侵入することの愚をわきまえるべきだと思うという、優れて賢明な思想を述べて下さいます。治療者として、心に執着しないことをよしとする宮下先生の考え方に、逆に触発されて、達磨と慧可の逸話を想起して紹介した次第です。

しかしながら、いくら賢くても驢馬と変わらないのが、人間の人間たるところで、驢馬人間を応援してあげるのが森田療法です。自縄自縛の心中の縄は自分でほどかねばなりません。しかし見えない縄は、ほどかずしてほどけます。毎日の実生活に前向きに取り組むのみで、それがすなわち「日日是好日」です。入院森田療法において、作業が生活の中心になっているのも、働くのが人間として自然なことだからです。森田は作業療法にヒントを得て自分の療法に作業を導入した経緯はありますが、この療法における作業は症状を治す手段ではなく、作業三昧の生活があるのみです。安心を得ようという下心から作業をしても、心の縄はほどけません。仕事や作業は自発的にやりたくなるはずですが、悶々として動きが取れない人のために、入院森田療法でも禅寺の生活さながらに、規律を定めて作業に従事させます。

吉田兼好の「徒然草」に次のような言葉があります。「外相もし背かざれば内証必ず熟す」。森田はこれを引用して弟子たちに教えています。外的な状況に即して、相応しい態度や行動を取ることに徹していれば、必ず内面的にも成熟が起こる、というのです。症状のことは隠して、健康人として振る舞いなさい、という教え方をすることもあります。森田療法には、内面が熟するのを待つ方向と、形から入らせる方向とがあるのです。治療構造として、実際には両者は重なっていますが、これらは仏教における小乗（上座部仏教）と大乗にほぼ等しく、大乗の方が修行者（患者）に対してお膳立てをする点で、より優しく、形を守る方が入っていき易いと言えます。

標語的に言うと、「心には良し悪しなし」、「行動には良し悪しあり」というのが森田療法の教えなのです。

## 5　感情について【意見④】

森田療法は不安や恐怖などの症状を治療のターゲットにしないので、感情を排除する療法だろうかとか、あるいはネガティブな感情でいるように強いる療法なのだろうかと、誤解をされることがあります。例えば、禅的な森田療法施設に望みをかけて、入院して必死で戒律を守り抜き、高邁な悟りを開かねば治らないのだと、思い詰めているような人は、森田療法に対して、不適切なまでに悲壮なイメージを抱いていることがままあります。

森田は、事実本位の生活を重んじました。事実から離れて、理知本位に走ることや気分本位に流れることを戒めました。ほとんど説明を要さないとは思いますが、気分本位というのは、本当に自分がしたいことや、なすべきことがありながら、その時の気分で安逸に流れ、本来の欲求や果たすべき責任をおろそかにしてしまうことです。低次の気分に負けて前進しないのはいけません。

そんな気分や気まぐれは別として、森田療法では、自然な生き生きした感情を大切にします。森田は、何事も「感じから出発せよ」と言いました。赤ん坊なら、素朴で汚れのない感情、大人なら生活の中で体験する喜びや悲しみなど、それらがすべて本物です。常識も道徳も、かくあるべしという理知で決まるものではなく、本来、人間の感情の積み重ねによる自然発生的な産物なのです。

人間は社会的な動物で、独りでは生きられません。以前から私が関心を持ってきたことですが、新生児や乳児に、すでに他者と関わる能力が備わっているのです。まず生後数週間の新生児が早くも、他者（自分を抱いている母親）の動作や音声に共鳴して、それを模倣する能力を有しています。「共鳴動作（co-action）」と言われます。また満一歳ころになると、お菓子やおもちゃを独占せず、そばにいる相手にあげて、またもらい、相互に喜びを共有する、いわゆる「やりもらい動作」が現れます。学習による面もあるでしょうが、自分がもらったお菓子をわざわざ相手の口に入れに来て、相手が喜ぶのを見て喜ぶ様は、生得的に刷り込まれている驚くべき能力だと思われます。相手と喜びを共有する純粋で素晴らしい能力が乳児にあるのです。さらに最近、大脳に社会脳（social brain）と呼ばれる中枢があることが明らかになり、人間は生得的に他者と関わる指向性があることが分かっています。

森田正馬はそんなことは知らなかったわけですが、同じようなことを言っているのです。森田は「純な心」と言いました。赤ん坊の時からずっと人間に内在している、素直で、人と共感できる心のことです。ここで仏教を持ち出すと唐突に思われるかもしれませんが、決してそうではなく、人智としての仏教が医学より先んじていた面もあります。仏性ということが古くから言われてきました。森田療法に照らせば、仏性は純な心に通じると言えましょう。禅にこんな古歌があります。「生まれ子の　次第次第に　知恵づきて　仏に遠く　なるぞ悲しき」。

大人になり、また神経症になった場合には、えてして、ひねくれた知性によって自己中心的な我見が肥大して、純な心がしばしば覆われてしまいます。我に抑えられている純な心を回復させるのが、森田療法の目指すところです。そして湧いてくる純な心のおもむくままに、人と喜びを共有し、苦しみや悲しみを分かち合えるようになる状態が、治癒の境地です。苦労を経て回復した純な心は、赤ん坊の純な心より以上に、他者への共感性が一層深まった慈しみある純な心です。

孟子は「惻隠の心」と言いました。井戸に落ちそうな子どもを見たら、誰でもとっさに助けるというのです。「惻隠の心」は、純な心の例として引き合いに出されます。純な心を回復したら、やむにやまれなくなって人は行動する。純な心による行動に偽りはありません。以前プロ野球の野村監督が、「感動とは感じて動くことや」と言っていました。語義として正確なのかどうかわかりませんが、素直な感情はそのまま自然な動きになることを言っています。

さて純な心は要素的な心性であり、これを共生的に生きる横糸の機能とするなら、発達、成長へ向けて動的に生き続ける縦糸の力を、森田は「生の欲望」と言いました。フロイトがリビドーと言い、ベルクソンがエラン・ヴィタール（生の躍動）と言ったものと、根本的に同じだと思われます。それは生きる力や欲動であり、いのちのエネルギーは生命感情として、根源的に感情に関わっています。

しかし生命には限りがあります。生きていれば苦もあり楽もあります。苦楽を体験しながら、死ぬまで生き尽くすのみです。

森田正馬はこう言いました。「苦痛を苦痛し　喜悦を喜悦す　之を苦楽超然と言ふ」。

## 6　森田療法と教育【意見⑤】

森田は、自分の療法は人間の再教育だと言いました。症状を治すより、人間性を伸ばすのがこの療法です。神経症になりやすい人（神経質者）は、完全主義的に生に拘泥するので、心身や対人関係に少し不具合があると、とらわれの悪循環に陥りやすいけれども、悩む力も向上心もあるので、そのような力をバネにして伸びるポテンシャルを持っています。だからそのまま進んでいけば、自分らしいいい色を出せるのです。症状の体験の味も、ポテンシャルになります。なのに症状にとらわれて、するべきことをせず、できることもできずに、姑息な生活をしている人に対して、症状よりもっと大事なことに目覚めて自由に生きるように励ますのが、森田療法です。神経症者のＱＯＬを高めようとするものです。

森田はモンテッソーリの幼児教育を評価しました。そして、その影響の下、児童の内発的な意欲や関心を引き出す教育法を自分の療法に取り入れようとしました。まず知的障害の子どもの療育に少し手を染めましたが、これはうまくいきませんでした。しかし神経症者向けの入院森田療法の構造において、モンテッソーリの教育法が生かされている面があります。第一期では臥褥を強いられて意欲が蓄積され、第二期で外界を観察すると、目に入る事物が改めて瑞々しく新鮮に映り、作業をしている人たちの集団の動きを見て、自分もその中に加わりたくなって、第三期になると満を持して作業の仲間に入る、というプログラミングが、段階的な構造の中に組み込まれているのです。もちろん入院の治療構造は、禅や、西洋的な安静療法や作業療法などの影響からも成っていて複雑ですが、モンテッソーリの影響も入っていたのです。

さらに教育との関連で言うならば、森田療法における治療者患者関係は、師弟関係そのものです。師としての指導者が、まず森田的に生きている人であることが必須の要件です。私などは、まったく内心忸怩たるものがありつつ、道半ばにあります。治療者はどちらかと言うと、父性的なイメージを背負いますが、厳父と慈父の両面を具有します。

また森田は自宅に患者さんたちを入院させて、治療者の私生活を見せながら、起居を共にしました。森田はこれを「家庭的療法」であると言った通り、家庭的、家族的集団の中で、家父長である治療者にじかに接し、親しみながら礼節をわきまえて、集団の構成員が互いに切磋琢磨し合うところが、この療法の特徴でした。患者は、共同生活の体験の中で、治療者や先輩たちから薫陶を受け、人格が陶冶されていきます。わが国に古くからあった、徒弟制度に重なるところがあります。

森田療法は手先の技法ではありません。簡単で難しい療法です。

## 7　森田療法は万能か？【意見⑥】

森田療法について述べると、あるいは語ると、森田療法は万能だと言っているかのように受け取られることがあります。精神科診療、心理臨床、教育、福祉などの領域では、それぞれの人たちが、領域や、立場や、必要性や、また各自の人間観により、それぞれの取り組みをなさっておられます。

森田療法には、神経症の症状に対処するレベル（浅いレベル）と生き方に向き合うレベル（深いレベル）があります。この療法の二層性と、様々な分野で工夫を凝らしてなさっている取り組みとの、対話をうまく噛み合わせることが必要なのだと思っています。

もちろん森田療法は万能ではありません。万能とは何か、という問いの方が先行するはずですが、この問いにこだわるのも、やや虚しい感じがします。万能というイメージから強いて連想すれば、森田療法が必要以上に宗教色を濃くして、現実から遊離したカルト的方向に走ることが、もしあれば偏向に過ぎると思っています。

神経症の症状に対処するレベルの森田療法は、適応がかなり限定されます。治療者は症状を治すことにはつきあわず、せいぜいすることは、生活に精を出すように励まして、その過程でとらわれを打開できるように仕向けるのです。でも、患者さんにしてみれば、症状を治してほしいのが人情で、それをはぐらかすのですから、こちらも内心は気の毒に思っているのです。そんな療法ですから、悩んでいて、忍耐力のある人でなければ、落ちこぼれます。最初から縁を結べない人たちも多いのです。縁ができたり、できなかったりするので、それは仕方のないことです。

一方、人生の深い悩み苦しみを抱えて、救いを求めて来る人に対しては、この療法は適合します。苦を取らずして苦を取ると言うのでしょうか、とにかく治療者の共苦の姿勢が必要で、治療者が試されます。

人生に苦（四苦八苦）はつきものです。苦を生きるという意味では、人間は森田療法的にしか生きられません。万能ではなく、万人の人生に関わるものです。そう考えると、森田療法などという、特殊な名称すら要らないと思うのです。すべての人間の数だけ人生があるのですから。

## 8　補遺【意見⑦】

森田療法の立場から「認知行動療法は必要か？」について、考える必要性に迫られることは、いささか苦しい体験です。必要かと問う必要性をあまり感じていなかったからです。

森田療法の分野においては、一方では森田正馬を神様仏様のように崇拝し続けている方々がおられます。そしてまた他方には、森田療法を現代人に合わせて積極的に修正していく姿勢の方々がおられます。

私はと言えば、そのどちらでもなく、中間の立場にいます。森田正馬はもちろん神様仏様などではありませんから、森田を絶対視していません。東洋的な思想を培地に生身の「偉大なる普通人」がこの療法を創案してくれたのだと思っています。人間が人間のために創った療法であり、また創ったとは言え奇抜な人工的療法ではなく、森田が自ら「自然療法」だと称したように、あるがままに生きる智恵に富む療法です。現代にどう生かすかは難しい課題ですが、生かすために本体が変質したら、元も子もありません。原点の良さを失ってはならないと危惧している、という意味では、言わば私は右翼的なのかもしれません。懐古的ではないけれど、あまり進歩的でもなく、森田療法の原点や原法を失わずに生かし続けたい、とひっそりと思って模索しています。

身も蓋もない話になりますが、このような者としては、認知行動療法の救援を「必要」としてはいません。だからと言って、認知行動療法に論争を仕掛けて、対立する「必要」もありません。かつて森田正馬と精神分析の丸井清泰教授（東北大学）の論争が学会名物になったように、相互に否定し合うことは不毛です。

もっとも私の視点から考えることはあるにはあって、昨今森田療法と認知行動療法を、重ね合わせて捉える傾向がありますが、これに対しても「必要」だとは思わないのです。一般に、複数の異なる療法の間での、相似や部分的な重なり合いは、あり得ることです。しかしニア・ミスや混同が起これば、問題にしなければならないでしょう。ただし、森田療法と認知行動療法の親しい関係については、森田療法の側でより一層検討されるべきことです。

行動療法対認知行動療法の両者間の討論については、森田療法は直接的に介入できませんが、このような機会に学術的に濃密な意見交換がなされて、行動療法側からの批判の洗礼を受けることで、認知行動療法が一層洗練されるならば、得難い成果がもたらされることでしょう。「認知行動療法は必要か？」というよりも、「認知行動療法は可能か？」という問いの立て方の方が、ピュアで、本質を突くことになるのではないかと思っています。

ここまで、森田療法と私の立場、ならびに療法間の関係について少し補足しましたが、さらに補って述べたいことがいくつもあります。それらを一挙に論じることはできませんが、三点ほど、以下に列記しておきます。

### (1)「認知」という用語とその定義の問題（補足的に）

これっきとしたひとつの学術用語でありながら、科学から哲学まで広い分野にわたり、これほど多義的な意味で使用されている言葉も珍しいと思います。先に指摘はしましたが、曖昧な用語の代表格です。宮下照子教授は、高著『新行動療法入門』[*2]で、批判的な意味でですが、心理学における「認知（cognition）」の定義を引用して掲げておられますので、それを以下に再引用しておきます。認知とは、《知覚、判断、決定、記憶、推論、課題の発見と解決、言語理解と言語使用のように、生体が自らの生得的または経験的に獲得している既存の情報にもとづいて、外界の事物に関する情報を選択的に取り入れ（中略）生体の能動的な情報収集・処理活動を総称していう言葉である》（藤永保ほか『心理学事典』一九九五）。このように、心理学一般における認知の概念が、すでに知覚の処理レベルでの認知の概念から、かなり拡大されているのです。ちなみに、知覚レベルの認知でも、その延長で対象が人間になると、「対人認知（person cognition）」と言われますが、その段階から一挙に複雑になり、価値観や倫理観や文化的要素が入ってきます。さらに「社会的認知（social cognition）」と言われるものは、個人に対する認知を越える一層複雑な認知機能であるため、主に社会心理学の扱うところとなっています。

「認知」の捉え方はこのように複雑多岐にわたります。認知行動療法は、療法名の中にあえてこの用語を使用しており、門外から見ると、その曖昧さがハンディキャップのように映ります。しかし、療法の成立の流れからしても、他に的確な用語がなかったという事情はあるのでしょう。療法名に関して言えば、森田療法こそネーミングに問題があります。森田式とやらの姑息な民間療法のごときイメージを与えかねず、居心地良くはありません。

### (2) 認知、認識、そして認得

行動療法、認知行動療法との鼎談にあたって、問題になるのは治癒についてです。森田療法では、決して治癒率を誇ることはできませんが、治癒は格別な状態です。

森田は、治癒と禅の悟りの境地を同一視しました。悟りとは、日々の生活に没頭している過程で、時が熟してハッと思いがけなく目覚めるような、あるいはいつのまにか成長しているような、前向きに変化した状態のことだと言ってよかろうと思います。悟りの「境地」と称されるように、自己の変革が起こったことに主観的に気づく体験を指すことが多いようです。これは極めて個別的な体験ですから、客観的に検証することなど不可能です。自分は悟ったと思い込んで驕慢になっている状態は偽物であり、本物の悟りではありません。「悟りは迷いの道に咲く花」だと言われますが、迷いあっての悟りです。逆説的ですが、迷悟一如とも言われ、一如が本物なのです。このように、悟りには真贋があります。個別的である上にクオリティに真贋の別がある内面の境地を、科学的に定量化することはできません。

しかしながら、悟りの体験は、意図して表に出そうとしなくても、おのずから言動に現れます。またその積み重ねで、人柄も変わります。

森田療法の言葉で簡単に言えば、「悟り」とは、「純な心」の回復のことです。逆境や不条理や苦悩を経験して、それにもかかわらず、人間らしい「純な心」を回復し、それを発揮して生きていくのが、森田療法の目指す治癒です。

森田療法に「認知」という言葉はありません。認知行動療法との対話の都合上、「認知」という用語を使ったりしますが、本来森田療法でこの語を用いることはありません。物事を深く知るという意味である「認識」という用語は、森田療法がとくにその使用を避ける事情はありません。

さて、体験を経て、体得的に「悟り」のような境地に至る心的な過程、またはその心の働きを表す適切な用語はないようです。これはまず「認知」ではありません。「認識」は部分的に対応しますが、この用語、概念は知的に偏ります。

森田が引用した中国の禅の詩文の中に、「認得」という言葉があります。この用語はわが国には入ってきていません。ともあれ、「認得」は「体得的に認識する」という意味に解してよいだろうと思うのです。体得的に深い智恵をさとり識るという難しそうなことが、実は素直な自分を回復して、純な心で生きることなのです。
森田の引用した詩文を掲げておきます。

……………心は萬境に随って転ず、転ずる処実に能く幽なり、流れに随って性を認得すれば、無喜亦無憂なり。(『景徳伝燈録』)

### (3) 阿吽《あうん》の力と精神分析

行動療法と認知行動療法の対話においては、行動として外在化していない内面の心のブラックボックスをも扱うことについての、その是非の問題に帰するものと推測します。根本的に、これは行動療法と精神分析の間で交わされてしかるべき討論だと思います。認知行動療法が、さしずめ精神分析に近いものとして、半ば代理戦争を引き受けることになるのでしょう。

この場合、森田療法は第三者的立場にありますが、精神分析に関しては、こちらもそれなりに思うところがあります。かつての学会名物、森田正馬と精神分析の丸井清泰の論争は、昔話に過ぎません。精神分析と言っても、当時の日本にはフロイトの初期の理論しか入ってきていませんでしたから、二人は高次の論争をしたとは思えません。また森田の著作を読むと、フロイトの理論に触れて、それを評価している箇所がいくつかあります。それとてフロイトの夢理論を取り上げている程度なのですが、要するに森田は精神分析を毛嫌いしてはいなかったのです。もっと臨床的に有用な精神分析理論に出会ったと仮定すれば、そこから学ぶべきは学んだと思われます。もちろん療法を混同するのではなく、森田の療法の荒削りに磨きをかけるためにです。

たとえば彼は診療にあたっては、「人を見て法を説く」と言いましたが、これは相手に対する治療者の分析眼の必要性についての指摘です。また森田は、入院中の患者が廊下を歩く足音を聴いただけで、「君はよくなったから、退院してよろしい」と言ったそうです。大きな足音を立てて廊下を歩いてはいけないのは当然ですが、忍び足で廊下を歩けば、室内にいる人に気味悪い思いをさせることになり、失礼です。だから森田は、廊下を通っていることが室内の人に分かる程度に、軽い足音を立てたり、咳払いをしながら歩くように、と教えたのです。このような「阿吽」を教え、その体得を治療者は阿吽で察知するのです。まず治療者自身が「阿吽」に熟達しなければ、臨機応変に適切な対応をする「間《ま》」を逃します。

最近、次のようなケースのことを仄聞しました。患者さん自身が希死念慮を受け止めてほしくて発したＳＯＳを、治療者が察することができなかったために既遂に至ったのです。このようなことはよくあります。

どんなサイコセラピーでも、治療者の自己洞察と他者理解は必要です。森田療法の場合、入院治療構造はかなり常同的なところがありますから、その分なおさら治療者は、平板で常同的な治療態度に流れたり、悪しき唯我独尊になったりすることのないように自己点検をすることが必要で、そのような自己チェックに裏付けられた他者理解をできることが不可欠です。

行動療法にも、認知行動療法にも、治療構造が整備されています。森田療法においては、治療構造と言うより、規矩に等しい枠組みがありますが、そこでの臨床を経験してきた者として思うのは、堅固な枠の中にも、生身の人間同士としての治療者患者関係があるのだ、あって然るべきだという、至って当たり前のことです。枠の中に人間が埋没したら、本末転倒になります。治療者ならば、治療人間として求められるものがあります。平たく言えば、それは人間関係力や人間センサーとしての感受性や共感力でしょうか。

それは要所要所における阿吽の呼吸に象徴されるような、therapeutic な人間的な実力です。精神分析の理論を学んで容易に培えるようなものではありません。精神分析よりは、禅が培うものに通じると思います。けれど、培われたそのようなものを、精神分析によって説明することは可能でしょう。そう思って、漠たることをここに書きました。

## 9 「認知行動療法は必要か？」――森田療法の立場から――〈発表の概要〉

ここまで、予備的に検討した意見を、やや詳細に開示しました。それを前提に、森田療法の立場から「認知行動療法は必要か？」という課題に向けて、シンポジウムの場で発表をおこないました。その内容は予備的検討と軌を一にしますが、表現の重複をなるべく避けながら、以下にそれをまとめて記します。

### (1) 森田療法における心についての考え方

「真理は静的固定断面にはなく、動的進行立体にあり」。森田は色紙にこのように揮毫しています。

真理は固定した対象として捉えられないもので、日常生活の営みの事実を措いて外に真実はないというのが、森田の思想です。彼はまた「心は萬境に随って転ず、…」という禅語（『景徳伝燈録』）を好んで引用しながら、心は流動しているので、それを対象化して捕捉しようとすることの無理を教えたのです。

神経症の心の状態として、不安などの症状がまずありますが、次に症状への「とらわれ」が起こります。「とらわれ」は、別名「精神交互作用」と言われるものに相当し、禅で言う「繋驢橛」であり、自縄自縛の状態になることです。

森田療法は、このような神経症の心理機制だけでなく、人間の苦、つまり四苦八苦と言われる深い存在の苦悩をも視野に入れています。

神経症における不安へのとらわれに対して、森田療法は、不安を治そうとするのでなく、不安を治すべき症状とみなして治すことに「とらわれ」ている「治したがり病」を治し、不安を不安として、そのまま生きるように仕向けます。また、耐え難い不条理な苦悩を、苦悩としてそのままに受け入れて、その中で活路を開いて生き尽くす理屈抜きの体験をさせます。不安を不安とし、苦を苦として、境涯になりきるところに人間の自由があり、尊厳があるのです。

### (2)　心への対処

そもそも心に対処することを当然の前提として、数多のサイコセラピーがあります。しかし一体心は、それに対処すべきものなのか。まずはそのような原点の問題に立ち戻って考える必要があります。

## (2)-1　心に「対処しない」（禅における徹底）

心を対象として取り出して、それに対処するという観点を持たない最たるものが、禅です。その徹底ぶりを示す逸話があります。達磨大師は、不安を訴えた弟子の慧可に対して言って曰く、「不安だと言うその心を持って来い。持って来たらそれを安心に変えてやろう」と（『無門関』の「達磨安心」）。鈴木大拙は、弟子の岡村美穂子さんの若き日の相談事に対して、「わしが答えたら、あんたの答えにならんじゃろ」と言ったそうです。

また禅では「大疑ありて大悟あり」と言い、悩む力を持ち、悩みを秘めるところに人間の成長の契機があることを教えているのです。

近重真澄という、科学者であり在家の禅学者でもあった人は、心に「三段論法」を適用することはできず、「一段論法」でよいとしました。大乗仏教で言う「煩悩即菩提」はまさに一段論法で、森田正馬はそれを「煩悶即解脱」と言い換えたのです。

## (2)-2　心に「対処しない対処」（森田療法）

さて森田療法は、一応、療法ですので、心に対処するかのごとくですが、禅に似て、実は心に「対処しない」ものです。つまり心に「対処しない対処」をする療法であるということになります。この療法の眼目は、症状を治したい神経症者の訴えを否定はしないものの、訴えに同調すれば主観的症状を増幅させるに過ぎないという治療的な智恵により、症状を「不問」に付して、心を放ったらかしにするのです。心において、不安は常住ですから取り除くのは無理な注文です。不安への「とらわれ」は問題ですが、そのまま前進する生活の過程で、心の視界も変わっていき、「とらわれ」はいつしかほどけていきます。適応的な行動を積むのみで、禅で「積善余慶」と言われるように、おまけで、福引きのように、症状も治る「かも」しれませんが、これは論外のことなのです。

### (2)-3　心の問題への対処（森田療法と認知行動療法）

対処という視点から、森田療法と認知行動療法をやや大胆に対比してみます。悩みや困った問題に直面したとき、認知行動療法では問題解決を指向します。しかし森田療法では、心の問題解決を主題として取り上げません。元妙心寺管長であった梶浦逸外老師は、「困ったことがあれば『しめた』と思え」とお教えになったそうです。森田療法も禅と同じで、「窮達」、つまり「窮すれば通ず」という実体験を重んじます。森田自身による「自然に服従し、境遇に柔順なれ」との教えは、心の内外の自然に対して随順する対処があるのみであることを示しています。また「事実唯真」と言った森田の教えも含蓄があり、所与の条件下で、あるがままに現実に即応して生きるのみなのです。

### (3)　森田療法において、「治る」ということ

人には本来的、生得的に、他者と共感する素直な心があります。森田が「純な心」と言ったものに当たります。それは、「生の欲望」という生命の力に乗って、自己を発揮し、他者のためになる

行動へと表現されます。ところが神経症においては、症状にとらわれて、それを治す手立てに知的に腐心することによって、純な心が覆われてしまいます。治療においては、症状を治そうとする知的やりくりを削ぎ落とすことで、純な心の回復と発露を促します。純な心をカバーしていた覆いを取り去って、純な心をディスカバーするのです。本来の自己に回帰する指向性です。その求心性という点では、仏教なら小乗仏教的（上座部仏教的）な方向性と同じです。しかし求心にとどまるものではなく、隠れていた純な心に目覚めれば、初心に返って自他のために動かざるを得なくなります。求心は即遠心へと移行するのです。治療的には、まずは純な心への回帰を図りますが、それに難渋している人においては、遠心性の方向から入らせることもできます。さしあたり作業のような、外界へ向けての行動に参加することで、新鮮な体験が起こり得ます。人に役立つ生産的な活動を実際に経験して、自己が生き生きと変化します。仏教なら、言わば大乗的な体験から、純な心が呼び覚まされるのです。このように、純な心と行動は、双方向的、円環的に作用し合います。この動態が治癒であり、森田はそれを禅の悟りと同一視しました。悟りについて森田は、たとえば次のように言ったのです。「生きるために火花を散らして働くようになったのを悟りと言う」。

## (4) 森田療法における治療者患者関係

森田療法の特徴は、その独自の治療者患者関係にも見られます。厳父であり慈父でもある父性的な治療者を中心に、パターナリズム的、徒弟制度的な、師弟関係が結ばれます。この療法は、本来、治療者が生活している居住の場に患者を入院させ、治療者と入院患者たちが起居を共にする家庭的な共同生活の営みとして実施されてきたものです。そのような生活の中で生身の治療者に接して、その薫陶を受け、また入院している者同士が切磋琢磨の体験をすることにより、人間的に成長を図る療法です。それは療法であると共に、実際に即した人間の再教育なのです。

### (5)　森田療法と認知行動療法の接点

わかりやすいように、エピソードの紹介から始めます。

森田は、自分の診療所の玄関に、「下されもの」と表記した貼り紙を出したことは、いささか奇矯な逸話として、よく知られています。「下されもの」の貼り紙には、一、困る物、二、困らぬ物、三、うれしき物、として、いくつかの品目を例示していたのです。これは、神経症の患者さんがありがた迷惑な物をくれるので、進物をする際には機転を利かせるべきことを教えたものです。一見奇矯な掲示ですが、贈り物の実際に即して、認知の修正を促す指導をしたものと言えます。また、森田の後継者の高良武久教授が自宅開業していた高良興生院での「竹買いの話」というエピソード（前述）もあります。竹買いに出かけて不安が起らなかったと喜んだ患者に対して治療者は、「君が外出した目的は、竹買いの役割をうまく果たすことであり、不安のことは問題外である」と諭したのでした。

二つのエピソードを示しましたが、「下されもの」の掲示は、認知（行動）療法に通じますが、「竹買いの話」は、行動療法と似ているように見えて、実は似て非なるものであり、不安を論外とする森田療法の独自性を示すものです。

さて、ここで「あるがまま」という観点から、森田療法と認知行動療法が接近した事情を振り返ってみることにします。

戦後、森田療法は、ネオ・森田と言われる流れになって、分かりやすい理論整備が意図される中で、「あるがまま」を、二分法で理解する傾向が生じました。症状を「あるがまま」に受容するという受動性と、なすべきことをなすという能動性があるということへの着目です。

そして、あえて大まかな見方をすることが許されるならば、この二分法を下地に、受動的な「あるがまま」の面は「認知」につながり、能動的な「あるがまま」の面は「行動」につながって、森田療法と認知行動療法との親和性が生まれたものと推測されます。

しかしながら、問題のひとつは、まず「あるがまま」と認知の関係です。症状を「ままよ」と無条件に受容する認知であれば森田療法に準じますが、症状を治す方向で、見方や考え方を修正するプロセスを導入する認知であれば、森田療法に接続しません。単純な例を挙げれば、対人恐怖において、現実はそんなに恐怖するに足りないものだ、と現実場面への見方の修正を図る認知が入ってきたようで、そこにおいて「あるがまま」がすり替わっているのです。症状に照準を当てる治療であれば、森田療法の主旨と異なります。

また「あるがまま」と行動の関係でも、森田療法では行動に伴う不安に物差しを当てません。行動の要不要、適不適を問題にします。森田は「恐怖突入」と言ったことがあるので、行動療法と誤解されかねませんが、似て非であるとはこのことです。本来の「あるがまま」には、受動性と能動性が含まれますが、両者は表と裏のように分け難いひとつのものです。森田療法の意義は、認知という言葉を使うならば、苦を苦として認知して生き尽くすことにあり、人間性を伸ばす再教育でもあるのです。

### (6) 症状・苦悩の二層性と療法の適応

神経症圏の精神病理には、様々なものがあります。これらを模式化すれば、次のように大別することができるでしょう。

①　通常の神経症。これは対人恐怖や不安や強迫や心気症などの症状を主徴とするものであり、a〈症状〉そのもの、およびそれに連動して起こる、b 症状への〈とらわれ〉、が含まれます。

②　人間の存在に関わる深い苦悩や自己不全感。これは仏教で言う「四苦八苦」に通じるものです。

神経症的な精神病理、または心の有り様を、このように二層に分けて、それらに対する森田療法と認知行動療法の適応について、対比してみます。

①-a　通常の神経症における〈症状〉に対して。

森田療法では、症状に焦点を当てず、不問に付します。一方、認知行動療法では、症状だけに照準を絞るのでなくても、症状を治療の対象として扱います。

①-b　通常の神経症における〈とらわれ〉に対して。

森田療法では、症状を不問にする反面で、この〈とらわれ〉からの解放を助けます。とは言っても、〈とらわれ〉をいじれば、それがかえって増幅します。何はともあれ、生活の実を上げることが大事です。するといつしか〈とらわれ〉は後退するという、二兎を得させます。片や認知行動療法において、〈とらわれ〉を直接的に、俎上に載せるなら、動きがとれない事態になりはしないかと、森田療法側からは素朴な懸念を抱きます。

② 人間存在の深い苦悩に対して。

森田療法の教えは、仏教思想と重なります。苦は避け難いもので、苦になりきって生きるほかありません。苦楽がある人生を、そのまま生きることに尽きます。この次元の苦悩こそ、森田療法の適応の最たるものであろうと思われます。

このような深い苦悩に対して、西洋生まれの認知行動療法は、治療的にどう臨むのでしょうか。認知行動療法とて、症状を治すだけの浅い療法ではないはずです。人間の存在の深い苦悩に認知行動療法が迫るとき、それは森田療法に近づいてくることになるのでしょうか。

森田正馬は、神経質の概念を医学的に構築して、その治療を建て前に自分の療法を創案しました。しかし、その療法の妙味は、彼が身につけていた仏教などの東洋的思想に深く裏づけられているところにあります。その著作には、仏教的な人間観が随所に現れています。そして、釈尊をも神経質者であったと断じており、その根拠は薄弱ながらも、そのような言説から、彼の療法は仏教の根本思想である苦観を十分に視野に入れていることが窺えるのです。

私自身、日頃の診療において、通常の神経症よりも、人生の深い苦悩に苛まれている人たちと出会い、その苦悩に付き合う診療の方に、及ばずながらも治療者冥利を感じています。たとえば、生きる辛さを抱えている性同一性障害（トランスジェンダー）の人や、覚醒剤に溺れて裏社会に堕ちて立ち直ろうとしている人や、被差別に耐えて生きている在日韓国人の孤独な高齢者などが脳裏に浮かびます。

### (7) 認知行動療法は必要か?

森田療法の立場から、これに答えるなら、次のようになるでしょう。

近年、森田療法の分野で、症状を治して欲しがる患者さんたちの求めに応じざるを得なくなり、症状を治すために認知行動療法を部分的に取り入れる風潮が起こって、既に久しくなっています。あえて両者を混合する必要があれば、それもまた可なのかもしれません。しかし、もし両者を混同するなら、森田療法の本質が見失われます。混同は避けたいところであり、その意味で、森田療法は認知行動療法の救援を必要とするものではないのです。

森田療法と認知行動療法は、別のものではありながら、いずれも精神医学や臨床心理学の範囲内にとどまらず、医療全般や教育や福祉など、様々な領域に広汎に活用される兆しがなきにしもあらず。それぞれのサイコセラピーが市民生活の智恵として消化され、生かされるならば、―生兵法にならない限りにおいてだが―、望ましいことだと思われるのです。

## 10 「認知行動療法は必要か?」(シンポジウム)のその後

### (1) 精神療法間の対話

「精神療法」という雑誌の二〇一三年七月号に、「認知行動療法をめぐる対話」という特集が組まれました。お読みになった方も多いことでしょう。認知行動療法の臨床家の方々（八人）と、八つの異なる精神療法を代表する方々が、それぞれに一対一の組み合わせで書翰を交わして対話をする八組のやりとりが掲載されたのです。私はこの号に関わった者ではありません。しかしこの対話の特集号が組まれることを、刊行前から聞き及んでいましたので、圏外のまったくの無関係者でもないように思いました。

遡ること一年前、二〇一二年に開催された日本行動療法学会の中で、シンポジウム「認知行動療法は必要か？」がおこなわれました。シンポジウムの意図は、主に行動療法の立場から、認知行動療法を代表する方にその必要性を問い、かつ対話するところにありましたが、森田療法の立場からも加わって、三つ巴の関係で精神療法間の対話・討論をするのはどうかとのご提案を受け、自分も参加したわけです。その場での成果のことはともかく、複数の精神療法間の対話・討論の企画は画期的なものでした。翌二〇一三年に雑誌「精神療法」の対話特集が企画されたのも、一年前のシンポジウムが一つの契機になったのではないかと推定することもできます。とすれば、一年前のシンポジウムは意外な展開をしたことになります。

そこで、件のシンポジウムから時を経て、その後の流れに触れることも、意義なしとしないと考えます。「精神療法」誌への寸評も併せて、以下に若干のことを記します。

## (2) 森田療法の立場から問いかけたこと

シンポジウムにおいて、私は、一つの（暫定的）結論づけと二つの問いかけをしました。

《一つの（暫定的）結論づけ》

森田療法は本来症状を治すことに重きを置いていない。日々の生活に精進する中で、心の視野も変わっていく。森田療法の中に、結果的に見れば、認知行動療法的な要素もあるが、改めて「認知行動療法は必要か？」と問われれば、人工的な認知行動療法の応援は、必要ではない、ということになる。（もっとも、森田療法の中の、認知行動療法に似通った部分については、現今の認知行動療法との対比により、相互に洗練を図ることはもちろん有益だろうけれども。）

《二つの問いかけ》

【問いかけ―その1―】「竹買いの話」について

ここに森田療法における一つのエピソードがあります。高良興生院での「竹買いの話」です（前出）。治療者は外出した患者に不安の有無ではなく、竹を買うという役割を果たすことの重要性を教えました。このエピソードは森田療法における指導の勘どころを示していますが、これに対して、行動療法や認知行動療法では、いかがお考えになりますか。

【問いかけ―その2―】森田療法から認知行動療法（CBT）に問うこと

この問題については、日本森田療法学会現理事長で、慈恵医大の森田療法センター長の中村敬教授が、三点の疑問を呈示しておられます。[*3] それを叩き台としてお借りして、問題を提起しました。中村教授による疑問を、ほぼ原文に沿って以下のように引用しました。

①　CBTでは、いかにして患者が建設的な行動に向かう力を引き出すのだろうか？

②　CBTも森田療法同様、強迫的な患者を扱うだろうが、思考（認知）を修正しようとする努

力が、知性化の藪の中に入り込むことはないのだろうか？

③　ＣＢＴがおこなうような合理的検証作業で、深いレベルでの認知の変化をもたらすことができるのだろうか？

これらの問題群は大きくて、三つ巴のシンポジウムの中では十分に討論できずに終わったのです。ところが、学会が済んで何日か後に、思いがけずも認知行動療法の大家のＡ先生から、書翰を頂戴しました。学会場で、私の生半可な発表を聴いていて下さって、提起した問題群へのご回答と、私へのご質問を書き送って下さったのでした。私はＡ先生のお気遣いとご意見を大変ありがたく感じました。書翰はシンポジウムの延長上の討論ですが、個人的な通信でもあり、頂いた書翰の内容は公表できません。中村教授の呈示された三つの疑問に対して、ＣＢＴの質の高い臨床経験の知に裏打ちされた穏当なご意見を頂戴して、私は蒙を開かれたということのみ記しておきます。

### (3)　私の書翰

一方、中村教授の疑問を引用して表に出し、水面下に置いていた私の考えを示すように求められているものと受け止め、Ａ先生への返信にそれを綴りました。これもシンポジウムの延長の補足的な記述ですから、自己裁量で、これを再現することにします（散文的な原文のままで、一部修正、一部割愛）。

A先生

拝復

過日のシンポジウムでは私の無知をさらけ出して、悔いる結果となりましたが、深いご示唆に溢れるお手紙を頂戴し、感謝しております。

竹買いの話や、中村敬先生によるCBTへの疑問の呈示には、いずれも伏線があります。竹買いは、実は行動療法へのアンチテーゼとして持ち出されてきたエピソードです。不安で外出できない人を、外出させて脱感作的に不安という症状を治していくという行動療法（厳密には認知行動療法でしょうか）へのアンチテーゼです。森田療法と行動療法は、適応的な行動を重んじる点で似ているけれども、似て非なるもので、森田療法は不安という症状に頓着をしない療法である、という意味でよく引き合いに出されます。もっとも結果的に、行動が広がることと、目的を達成できることとは、必ずしも別のことではありませんから、そこへ到達する療法の道筋は異なってもよいと申せましょう。この療法はこうだという区別より、エビデンスの方が大事だという考え方が当然あって然るべきです。そのためかあらぬか、一時期クローズアップされた森田療法vs行動療法の比較や論争は、最近は下火になっています。

ただし、この場合エビデンスとは何なのかを考えねばなりません。不安も安心もそのままに、ありあわせの心のままで、生活に励むことを、森田療法は是とします。それが人間的にＱＯＬの高い状態であり、治癒のエビデンスは、不安の除去でなく、生活者としてのＱＯＬに求められるべきでしょう。

中村先生が呈示なさったＣＢＴへの問いかけにも、伏線があります。あると言っていいと思うのです。問題をいくつかに分けて指摘します。

〈森田療法の現状〉

市民の間では、神経症圏の人たちが安易に治療を探し回る近年の風潮の中で、森田療法にも関心が広がっています。ところが、精神科医師や臨床心理士たちで、森田療法をやろうとする人たちは減少する一方です。治療者になる側から見ても、森田療法は古臭い、禅的でなにやら怪しい、本当に治せる療法なのか、療法をやる場がない、採算が取れるのか、などの理由からです。

このような現状にあって、森田療法をどうするかということは、この療法のメッカとして学界をリードしておられる慈恵医大の先生方にとって、また学会の屋台骨を背負っておられる理事長の先生にとって、それは重大な問題であると思われます。（その点、私ども京都で、禅的な流れを在野で継承している者には、日本の学界を背負う器量も責任もありません。）

〈森田療法史における仏教的要素の割愛〉

森田正馬の後継者として慈恵医大の教授になられた高良武久先生は、戦後の現代向けに森田理論を分かりやすくしようとして、仏教的な思想の柱を取り払われました。もちろん仏教だけが柱ではありませんが、とにかく、一本の重要な柱の抜けた森田療法になって、この療法のアイデンティティが拡散しました。

〈近年の神経質の変容〉

加えて、古典的な「森田神経質」が減少し、神経質は様変わりして、患者さんたちは忍従の精神を欠き、修養的な療法を嫌って、性急に症状を治すことを求めます。そんな新たな事態で、森田療法家は療法をモディファイする切実な必要に迫られました。

〈認知行動療法（ＣＢＴ）の導入〉

このような流れの中で、森田療法に近い療法であるＣＢＴが救世主のごとくに迎えられたのです。

確かに森田正馬自身も、外来治療などでは、「とらわれ」に引っかかっていることを相手に理解させるため、手を変え品を変え、相手に合わせて指導に工夫をしていたようですし、また当事者が一堂に会した場で、発表者の発言を聴いて、随時森田がコメントするという、おそらく集団でのＣＢＴに似たことをやっていたと言えるのです。ですから、ＣＢＴが森田療法界に歓迎されたのも不思議ではありませんでした。

従って、中村先生のＣＢＴへの疑問は、森田療法側の人たちがＣＢＴを実際に臨床的に活用した結果として浮上した三つの疑問を、代表者として表明なさったものと思われます。

ところで、三つの問いかけは借り物です。私の問いではないために、私から多少のコメントが可能です。そこで再び三つの問題に戻ります。

①　建設的な行動に向かう力を引き出すという問題。その背景には、本来の森田療法の公式

が当てはまらないジレンマがあります。森田は、人間誰しも「生の欲望」があり、神経質者（神経症者）は症状にとらわれて、みずから「生の欲望」を封じ込めているのだから、生活の中で、自然にとらわれがほどけて、生の欲望に乗って前進できるようにしてやろうとしました。ところが近年神経質の変容、神経症者のパーソナリティ障害的な変貌に対して、森田の公式が当てはまらないことが、ままあります。これは禅的森田療法にとっても難問です。賛否両論あるでしょうが、とりあえず療法の鋳型にはめてしまう方法もあります。しかし禅的な療法はリスクを伴います。森田療法にしても、CBTにしても、療法の名の下で診療室でできることは、おそらく限られています。それを自覚することが、私たちの出発点になるのだと思うのです。

② 強迫的な患者を治療する場合、知性化の藪の中に入り込むのではないか。これは私も同感の問題であり、従来の森田療法の智恵に従って、不問のままで三昧の生活があるばかりです。CBTに問うより、森田療法が自己解決すべきことです。

③ 深いレベルでの認知の変化の可能性について。森田は神経質者の症状へのとらわれを治そうとしたのみならず、万人に関わりのある「生老病死」の苦を受け入れて生きるという、実存的レベルの救いを意図しました。このような深い問題にも対処するために、本来の森田療法があったのであり、今ようやくそれが再浮上してきたのだと思います。

最後に、一点お答えしなければなりません。宮下教授の主張、「測定できない思考、認知を介しての臨床研究は、学問の名に値しない」という批判のターゲットは、CBT、精神分析のみならず、森田療法も含まれるだろう、というご指摘につきまして。

森田療法、とくに禅的な森田療法においては、認知よりも経験的な智恵を重んじ、分別よりも、とらわれのない無分別を重んじます。基本的には「純な心」に信を置きます。「純な心」については、それは測定できないと言われれば、その通りです。

ただ、付け加えておくべきことは、宮下教授がおっしゃる「学問の名に値しない」という言説には、深い意味があるということです。学問という名の下に、人間の心という客観化できない聖域を、安易にいじるべきではない、という科学者としての倫理観に裏打ちされているのです。森田療法もまた、心を慰撫して欲しがる患者に対して、安易に取り合いません。

蛇足ですが、森田正馬は、自分の療法を、科学と宗教と哲学の合するところと考えていました。もうひとつ、生活を加えて、この療法は、科学と宗教と哲学と生活の合するところのものである、と私は思っています。


…………………………………………………………………………………………

## (4)「認知行動療法をめぐる対話」について

「精神療法」誌のこの特集号は、一方では認知行動療法を中心に据え、複数の異なる精神療法との間での対話を企画して、それを実現した成果の集大成です。リベラルな対話集で、読んで倦むところがなく、このようなユニークな特集を編まれた御苦労を多とせねばなりません。その上で少し感じたことはあります。認知行動療法は、認知療法と行動療法が組み合わされて出来上がったものである点に、論ずべき問題のひとつがあるならば、それが全体のライトモチーフとなるように、各対話を水路づけしていれば、「認知行動療法をめぐる」対話集の統合的理解が、（読み手の作業としても）より一層可能になったのではないかと思いました。

私自身は、森田療法の立場からですが、「認知行動療法は必要か？」という宮下教授の企画による前年のシンポジウムを経て、今度の特集号において、行動療法がご専門の宮下先生と、ある認知行動療法家との対話を、シンポジウムの第二ラウンドとして、読ませて頂きました。宮下先生は、ベック（一九七〇年の論文）を俎上に載せて、ベックが述べている認知療法と行動療法のいくつかの共通点なるものに疑義を挟んでおられます。その疑義を私なりにわかりやすく要約すれば次のようになります。

① ベックは、認知療法では「内省にアプローチする」と述べながら、その方法を明示していない。

② 一方でベックは、認知療法においても、認知の誤った「学習」がなされていたという考え方をすることを表明している。だが「学習」とは内面の機能が顕在化した行動を対象に、刺激と反応の関係を観察するものである。科学的に検証不能な認知などの内面の機能はブラックボックス内のものだから、認知が「学習」されるという説には驚きを禁じえない。

以上、ベックが認知療法と行動療法の共通点として述べた説明に対する、宮下先生の科学的、基礎心理学的な立場からの批判です。臨床のレベルにおいても、認知や行動を扱う療法は、基礎としての「心」の「理学」を踏まえる必要があるのは確かでしょう。宮下先生によれば、ベック自身も認知療法と行動療法は異なるものであると考えていた節があるとのことです。ともあれ学習理論におけるブラックボックスを、認知療法側が慎重に認知しないで、その中に立ち入るという齟齬が浮き彫りにされています。

そこで森田療法の立場から、認知と行動の間の「齟齬としてのブラックボックス」に少し嘴を挟んでみます。禅で問題にされる「悟り」という実に厄介な代物が、まさにこのブラックボックスに当たるように思われます。「悟り」は掴まえどころのないもので、追えば追うほど逃げて行き、いっそ諦めたら足下に気配が見えます。しかし捕獲した途端に悟りは脱け殻になっています。「迷悟一《めいごいち》如《にょ》」と言われますが、悟りは煩悩の只中にあるもので、悟りだけを取り出して認知することはできません。だからと言って摩訶不思議なものかと言うと、そうでもなく、繰り返される行動の体験を経て、経験的に身についていく智恵のようなものと言えるでしょう。暗黙智あるいは経験智と称されるものに近く、禅で重んじられる「認得」も、同じものを指しています。単純な例を出せば、「冷暖自知」の謂いのごとく、自分で行動的に体験をしてみて、初めて分かることがあるのです。これは「認得」のプロトタイプで、まずは「百聞は一見に如かず」、もしくは百の言葉による教えも「一つの体験に如かず」ということを教えています。しかし神経症者は、せっかくの教えに触れても「馬耳東風」、のみならず体験的に「見れども見えず」のようなところが多分にあります。そして時が熟してはじめて、何気ない体験から気づきを得たり、内面的に自問自答を繰り返す中で、いつの間にか、あるいはハッと目覚めることがあるのです。ブラックボックスの中には、行動にも認知にも関わらない別種の機能が入っているのではないことがわかります。取り組んだ行動の蓄積的体験と、身に沁みた幾多の教訓的認知を、内面で反芻しているうちに、それらが発酵して、ほろ苦くも旨い経験的な智恵になるのです。森田療法においては、行動と認知は分かち難く熟成されて、一つになっていくものであり、そのような熟成作用は、治療セッションにおいてより、その埒外の生活の中で生起するものです。森田療法で治るということは、人間的に成長することと同じなのです。

## (5) 森田療法と認知行動療法—治療者と治療法—

同じ特集号で、森田療法と認知行動療法の間で、著名な先生方が対話をしておられます。従来、これら二つの療法の近似性ばかりが喧伝されてきたけれど、ここにきてようやく両者の相違点もきめ細かく論じられるようになったと思います。特徴的な相違点として指摘されていることを、私なりに敷衍して簡単に述べます。

治療者と患者（クライアント）の関係について、認知行動療法では共同作業をするチームであると言われます。一方、森田療法においては、師弟のような関係で指導がなされます。近年の外来中心の森田療法ではいざ知らず、森田療法における治療者患者関係の特徴がパターナリズム的であることは、もとより常識的なことです。

問題は、森田療法はパターナリズムだということを知識として知っていることではなく、パターナリズムだからと踏ん張って権威者ぶることでもなく、治療者が先達として努力と経験を積み重ねて生き続けている人でなければならない、ということです。これは並大抵のことではなく、同時にごく普通のことかもしれないのです。森田の「努力即幸福」という教えや、高良武久の「平凡の中の非凡」という教えは、患者だけでなく治療者に対しても向けられています。このように、人間としての治療者の条件があるのが、森田療法の特徴です。パターナリズムや、指導する、される関係という言葉だけでは内実が表わされていません。生身の治療者による人間的な薫陶が、この療法の本質だと言えます。森田療法は、言わば「薫陶療法」なのです。

もうひとつ挙げれば、治療というものの意義や方法の問題があります。認知行動療法では、症状を治すことや、問題解決を図ることが、当然のごとく目標として設定されます。しかし森田療法では、症状を治すことより日々を精一杯生きることを一大事とします。不安を除こうとする「気分本位」ではなく、いたずらに目的にとらわれる「目的本位」でもなく、事実を真実として手探りで生活する中で、成長していくのです。認知行動療法が実用主義に基づくものであるのに対して、森田療法は、老荘や禅の智恵と同様に「無用の用」の必要性を知っている療法なのです。

また、認知行動療法では、患者が自分の思考の矛盾を見つけるのを助けるために、「ソクラテス的質問」がなされます。このような質問は、望ましい発見へと導くためのガイドとされています。しかし森田療法では、治療者の無言の指導の下に、生活を続ける中で新鮮な発見が起こるのです。

ソクラテスの問答と言えば、むしろ反語的なイロニー、そしてイロニーとセットをなす産婆術を想起します。イロニーによって自己中心的な驕慢に気づかせ、新しい自己が産み出されるのを見守ってやるのですが、このような手法は禅における指導によく似ています。虻が刺すような辛辣な下問は禅に特有であり、その点、森田療法は禅修行と若干異なって、生活の流れの中で、自然な動きとして転回が起こるのです。認知行動療法における「ソクラテス的質問」なるものは、どこまでソクラテス的なのか、分かり難いのですが、チームメイトに喩えられる治療者がクライアントのために発する、賢明な問いかけのことなのでしょう。

## (6) 森田療法の位置―「苦集滅道《くじゅうめつどう》」の「四諦《したい》」の療法―

以上まで、主として認知行動療法との比較という見地から、森田療法からの発言をいくつか重ねました。しかし、他の療法をも含む様々な精神療法と比して、森田療法とは一体どんな療法で、どのように位置づけられるものなのか。そのような基本的な点に、最後に少し触れておきます。

森田療法は、科学と哲学と宗教の三者の合するところと、森田自身が認めた通りですし、生活が基本ですから、生活を加えて、四者の合する療法です。従って、この療法には、様々な面がありますす。

まずは、神経症を対象とする精神療法です。しかし森田療法では、症状を治すよりも、症状へのとらわれを問題にします。だからとらわれは治すべきものですが、それを治すことに拘泥すれば、とらわれの域を出ません。曲折した道を、曲折したまま、まっすぐに生きていく。それが森田療法です。仏教の根本の教え、「苦集滅道」（四諦）をそのままに地で行く療法だと、今更驚かされます。森田は、四諦についての講釈はしていませんが、療法の根底には仏教思想があるのは明らかです。

このように、人生の真実を見極めて生きるのが森田療法ですから、当然それは教育につながります。治療者患者関係においては、患者以上に治療者が、人間的に成長していなければ、森田療法は成り立ちません。おそらく他の精神療法においても、それぞれ理論や技法を異にしても、人間対人間の営みである以上、セラピストの人間性は治療関係において重要な影響力を持ちます。そのような意味において、森田療法は、あらゆるサイコセラピストの自己教育としての意義を持つものであると思います。

ところで教育とか、自己教育とか、成長とかいう一見抽象的なことは、何なのか。それは、純な心に従って素直に行動することであり、その表現の仕方を工夫することが、常識や社会性の涵養につながります。そんな経験を積んで自己を陶冶した人から滲み出るものによって、後進は薫陶を受けます。

こうして森田療法は、精神療法であり、教育であり、苦集滅道の四諦を生きる療法なのです。四諦の冒頭にある「苦」、すなわち「生老病死の四苦」を含む「四苦八苦」は、万人の日常生活につきものです。みんな苦しんで生きています。だから森田療法は日常生活の中に既にあるものだと言えます。森田療法を日常生活に生かす、という発想より、森田療法が日常の生活者から学ぶことの方が多いでしょう。

森田療法はそんな療法です。決して大所高所に立ってものを言う療法ではない、ということを強調しておきたいと思います。

〈文献〉

＊1　中村敬「認知行動療法の新しい流れと森田学派の立場」、「日本森田療法学会雑誌」第一八巻第一号、四五‐五〇、二〇〇七、および中村敬「森田療法と認知行動療法」、「精神療法」第三七巻第一号、八〇‐八一、二〇一一

＊2　宮下照子・免田賢『新行動療法入門』ナカニシヤ出版、二〇〇七

＊3　中村敬「森田療法と認知行動療法」、「精神療法」第三七巻第一号、八〇‐八一、二〇一一

# 第7章 波また波
## ―仏教、森田療法、認知行動療法、そして瞑想―

森田療法の中に、認知行動療法（CBT）が合流してすでに久しく、さらに最近は、（認知）行動療法の第三世代の「新しい波」と称されるものが、欧米、とくに北米からわが国に導入されつつあります。マインドフルネス認知療法（MBCT）、ACT（アクセプタンス＆コミットメント・セラピー）や、DBT（弁証法的行動療法）がそうで、いずれもマインドフルネスという瞑想法を基盤にしており、この瞑想法は仏教の影響を受けています。

この機会に、わが国における森田療法の今日までの流れを振り返るとともに、森田療法と「新しい波」との出会いが起こっている今日的な事情について、伝統的な森田療法の立場から、コメントしておきたいと思います。

## 1　〝ヌーヴェル・ヴァーグ〟（新しい波）

かつてフランスの映画界で、ゴダール監督らによる前衛的な映画作品が現れて、〝nouvelle vague〟（ヌーヴェル・ヴァーグ（新しい波））と呼ばれました。日本映画もその影響を受けて、大島渚監督らによって、「ヌーヴェル・ヴァーグ」の映画作品が製作されました。これは、まずフランス映画というジャンルの中で「新しい波」だったのですが、波が日本にまで届いて影響を与えたという意味でも、「新しい波」だったのです。

今日のサイコセラピーの領域で言われる「新しい波」もそれに似て、まず西洋における、（認知）行動療法の領域での「新しい波」に当たりますが、その波がさらに日本に届いているわけです。ここで誤解があってはならないことがあります。それは森田療法の新しい波がやって来た、という錯覚を起こしてはいけないということです。新しいサイコセラピーの波を、二一世紀の黒船のごとく警戒して排除する必要も、さらさらありません。問題は、森田療法が「第三の波」から何を学べるのだろうか、ということです。

さて、西洋においては、かつて鈴木大拙がアメリカで禅の普及に貢献したように、仏教などの東洋文化を受け入れてきた流れがあります。ただし仏教については、日本的な禅や、東南アジアの仏教や、キリスト教的瞑想と必ずしも区別しがたい瞑想が、融和して西洋的な仏教になっているような印象を受けます。そして、そのような西洋的な仏教をベースにした療法が西洋で考案されて、それが東洋の仏教国のひとつ、日本に逆輸入されたわけです。

当然の結果として、森田療法との異同が今更のように問題にされています。これに関して、さしあたり言えること、知られていることは、日本の仏教は「大乗仏教」であるのに対して、マインドフルネス系のサイコセラピーは、「小乗仏教」の流れを汲んでいるという相違点があることです。(「小乗仏教」という名称は、「大乗仏教」の側からの蔑称であったため、今日では「上座部仏教」と呼称することになっています。しかし以下では、森田療法との関係でこれに論及するにあたり、森田正馬は当時の呼び方で「小乗仏教」と称していたので、ここでも便宜上そう呼ぶことをお断りしておきます。)

さて、この第三の新しい波の流入により論じられている問題は、必ずしも単純ではありません。それに先立って近年の森田療法が、認知行動療法(CBT)を受け入れてしまっていた事情を改めて考えねばならないし、また新しい波との関係も、仏教的基盤における小乗と大乗の相違を単に指摘するのみでは、対比は皮相に流れるでしょう。

以下では、詳述はできませんが、森田療法とCBTの関係、さらに第三の波と森田療法の対比に関わるいくつかの問題点に触れてみます。

第二、第三の波によって、森田療法が揺さぶられている今日は、本来の森田療法を考え直す好機だと思うのです。

## 2　森田療法が認知行動療法（CBT）を受け入れた事情
### ―仏教との関係なき関係―

森田療法と認知行動療法との間には、療法として明らかに異なる点がありますし、通じる点もあります。また仏教との関係では、森田療法と違って、認知行動療法は仏教に対して、少なくとも直接的には関わりのない療法です。

森田療法は本来症状を治療のターゲットにする療法ではありません。このような二つの療法がどうして結びついたのか…。

その事情を考えますが、まず念のため、治療者としての森田による捉え方を振り返っておきます。神経症の症状は、神経質という心気症的、完全主義的、自己中心的で自己内省的な心身の素質によって発症し、さらに、その症状を治すことばかりに執着する「とらわれ」の機制によって症状が増幅されます。これは神経質者において、生の欲望が強く、向上心を持つがゆえに生ずる葛藤であると見ることもできて、「とらわれ」から解放されれば、神経質者は人一倍、前向きに力を発揮して生きることができるのです。症状そのものに照準を合わせて、治療者も治すことに協力すれば「とらわれ」に拍車をかけるのが落ちです。森田療法ではその愚を知っていますから、症状を不問に付して、「とらわれ」から解脱させる方向で、作業を主とする治療法が創案されたのでした。このような、「神経質者における『とらわれ』からの解放」がこの療法の第一の治療的意義です。

さらにもうひとつの重要な第二の治療的意義があります。それは、人間の存在に関わる深い苦悩や不条理を、引き受けて「あるがまま」に生きるように導く治療です。仏教的に言うならば、「四苦八苦」を生きるという悟りへの道です。

このような二重の治療的意義の要諦はひとつ、「あるがまま」に生きることに尽きるのであり、仏教、とくに禅の叡智に等しいものです。だから森田は、様々な禅の用語や思想を引き合いに出しながら教えたのです。当時はもちろん、認知療法などというものはなかったわけですが、文化人の間で「認識不足だ」という言い方をしたらしく、森田は心中それに倣って、「認識不足」を治そうとしたのです。「認識不足」という言葉を森田自身使っており、今日で言うところの、認知の修正や、認知の深化を図るように指導したのでした。一律な教え方をしたのではなく、人を見て法を説いたのですけれども、説得的な療法の限界を思い知ることにもなって、入院療法を創案するに至ります。

しかし、外来で「認識不足」を治そうとする診療の系譜は、森田以後も継承されてきました。そして時代の流れとともに、入院森田療法よりも外来森田療法が主流になりつつあった頃、折しもわが国に導入された認知行動療法が、外来中心の森田療法に迎え入れられることになったのでした。かくして、森田療法と認知行動療法の睦まじい関係が生まれました。

この時期は森田療法の仏教離れが進み、また入院原法の衰退も進み、手離すものが多くて、思想的にも臨床的にも、療法としての拠り所なき空白の時期にさしかかっていたのだと思います。このように内面に危機を抱えた森田療法は、他の療法を受け入れるキャパシティを拡大していたのです。いったん仏教離れをした宙吊り状態はなおも遷延し、それは今日のマインドフルネス系療法への興味に繋がりますが、このことは後述します。

さて、取り入れられた認知行動療法はと言えば、他の多くのサイコセラピーと同様に、森田療法なら不問に付す症状そのものを、まず治療の対象にしています。症状に絡んでいる「とらわれ」の心理機制もまた、治療対象に含まれるでしょう。けれども、森田療法でしばしば扱う強迫的な症状や性格の持ち主に対しては、症状や症状への「とらわれ」に直接的に照準を合わせて認知の修正を図るアプローチをすれば、「とらわれ」の域内の営為になるのではなかろうか…。また「生老病死」の苦に対処するような、深いレベルでの認知の修正は可能なのかどうか…。認知行動療法をいったん受け入れてきた森田療法の内部から、このところ、このような醒めた見方も出始めているようです。

## 3　森田療法の中の仏教

「新しい波」の仏教色のことをさておいて、森田療法の流れを遡及すると、この療法の原点において、仏教、とりわけ禅と、人間観や自然観を深く共有する部分があったことは、言うまでもありません。しかし森田療法イコール仏教ではありません。仏教は、ひとつの大きな文化であり、その中には、思想や教学や修行や習俗や生きる智恵などが含まれており、さらにそれらは仏教の流れや宗派によって異なります。森田正馬は、自分自身を含め、悩める神経質人間のために、そしていずれは「苦」に向き合うことを避けられないすべての人間のために、生きる智恵を探りました。そして探り当てた智恵の多くが、仏教的な智恵であったのです。だから私たちは、森田療法の立場から、必要にして十分なだけ、仏教の智恵を学んで身につければよいのです。

その智恵とは、それを一言で言うならば、「あるがまま」です。平易ですが、同時に難解、晦渋な言葉です。ですから、少し説明を加えておきます。

「あるがまま」は、必ずしも禅の独自の用語ではなく、すべての仏教に共通する原義です。釈迦（釈尊）は、「法灯明」（法を灯明として）、つまり真理をよりどころとして、煩悩に執着せず、いたずらなる苦行にも走らず、中道を生きるようにと教えました。その後の原始仏教では、釈迦の教えの意を伝えるべく、「如実知見」、あるいは「真如《しんにょ》」と言われました。

中国で花開いた禅においては、無数の禅語があります。しかし、禅を代表する一語という端的な言葉がありません。「柳緑花紅」などと、自然界の風物に材を取って、あるがままの姿を教えてはいますが、人間の心の問題については、体得に重きを置いて、「教外別伝《きょうげべつでん》」、「不立文字《ふりゅうもんじ》」としました。禅語は多々あっても、「あるがまま」に相当する禅独自の簡潔な言葉はなく、それが禅の難しいところです。

「自然」という語は「あるがまま」に当たるでしょうが、「自然」は老子の教えに遡ります。ちなみに、老子の「無為自然」の思想は、他力を本願とする浄土教を経て、わが国においては親鸞の「自然法爾《じねんほうに》」の教えになります。

ともあれ、禅は、言葉で詮議立てすることを遮るところがあり、裏側からものを言います。そんな中で、素直な表現をしている『景徳伝燈録』の詩句があり、森田はそれを好んで引用しました。既に紹介済みですので、詩句の前半のみ書きとめておきます。「心は萬境に随って転ず、転ずる処実に能く幽なり」。森田が引用した的確な語句として、さらに二、三を挙げておきます。

「無所住心」。これは、「応《まさ》に住する所無くして其の心を生ずべし」（『金剛経』）を短縮した言葉で、心というものは一カ所にとどまって、とらわれ、執着するものではない、ということを言っています。もうひとつ、「煩悩即菩提」。これは禅独自の語ではなく、大乗仏教の教えですが、禅に通じ、また森田療法における「あるがまま」の教えにそのまま通じます。

禅の教えは概してとっつき難いけれども、神経質者の自縄自縛に迫る、名医による言葉の処方のごとき、貴重な教えもあるのです。しかしながら言葉だけでは、なお絵に描いた餅です。実際に事に当たり、悩んで体験してこそ道が開けます。そこのところを、森田は「大疑ありて大悟あり」（禅語ですが、調べた限りで出典不明）と教えたのです。

以上、森田療法と仏教をつなぐ代表的な概念である「あるがまま」について、主に禅を中心に述べました。しかし「あるがまま」については、今少し整理しておかねばなりません。「あるがまま」に通じる釈尊以来の原意や原語を示しましたが、肝心の禅においては対応語がなく、また「自然」を原語に当てるならば、「あるがまま」は道教の思想や浄土真宗の思想を含むことになります。「あるがまま」は平仮名ですから、なんらかの仏教的な原語・原意がこの平易な日本語に移し変えられたことになりますが、その事情は定かではありません。

逆に言うと、森田は、釈尊の教えや禅の引用に加えて、さらに親鸞とその思想を引き合いに出していています。つまり森田が言った「あるがまま」には、真宗の思想も含まれていたことになります。

この点に関しては、鈴木大拙も、禅と真宗を通じ合うものとして捉えて、禅についても、真宗についても「あるがまま」という言葉を当てています。さらに大拙は、『Living by Zen』という英語の著書で、「おのずから」という含蓄のある日本語を英語に置き換えています。大燈国師の和歌、「耳に見て目に聞くならば疑わじおのずからなる軒の玉水」の中の「おのずから」を取り上げて、そこには「如実（suchness）」、「あるがままのもの（thing-as-it-is-ness）」という意味がある、と述べているのです。禅的な「あるがまま」は、大拙に従って、英語では“as it is”と言われるようになったゆえんです。

要するに、「あるがまま」は英語では、大拙にならって“as it is”という用語がほぼ定着しているけれども、禅的な意味合いに発するものであることに留意する必要があります。真宗の思想についても、大拙は「あるがまま」という平仮名の日本語を当てましたが、それを英語にすれば、同じ“as it is”になるのかどうかについては、問題を残しています。「自然法爾」の言葉も、“as it is”と訳してよいかもしれません。しかし、禅と親鸞の他力の教えは同じではないので、もし“as it is”と一概に言ってしまえば、機微が抜け落ちてしまいます。以上、「あるがまま」には複数の原意があること、そしてそれを外国語に訳す場合に生じる問題を指摘しました。

ともあれ、「あるがまま」という仏教的な思想が、森田療法の本質部分の多くを占めていたのです。しかし、森田正馬以後の流れとして、慈恵医大における森田の後任の、高良武久教授は、森田療法の中に本来あったこのような仏教思想を、そのままの形では継承されませんでした。森田の教えの仏教的部分を新時代に向けて表現を改めて、より分かり易く系統化し直そうとされたのです。ここから、戦後のいわゆるネオ・モリタセラピーの流れになりました。このため、森田療法の主流の方で仏教色が希薄になり、かえって療法としてのアイデンティティに課題を抱え続けることになったと言えます。そして、このようなアイデンティティの拡散もまた、認知行動療法を受け入れる要因になったと思われます。

森田正馬の直系の弟子で、高良教授を経由しなかった人たち、東京の鈴木知準《とものり》（通称ちじゅん）博士（鈴木診療所）や京都の宇佐玄雄博士（三聖病院）は、禅を骨子とする森田療法を墨守したのです。

## ４　「瞑想」をめぐって

「新しい波」のサイコセラピーは、“mindfulness meditation”をベースにしています。その“meditation”は、「瞑想」と言われるものに当たります。しかし「瞑想」という用語自体の定義が非常に曖昧なので、まずこの点を明らかにする必要があります。

仏教を修するに当たっての基本項目として、三学と言われる「戒《かい》・定《じょう》・慧《え》」があって、このうち「定」と「慧」は対をなし、「止観」と言われるものと同じです。「定」は心の散乱を防いで定止させることで、サンスクリット語で「サマタ」（止の意）と言われ、また「慧」は智慧によって物事を正しく観ずることで、サンスクリット語で「ヴィパッサナー」（観の意）と言われます（以上、『岩波仏教辞典』による）。つまり原始仏教以来の行法は、サマタ（止行）とヴィパッサナー（観行）だったのです。

このような「止観」は、通常いずれも座しておこなわれるもので、サンスクリット語で、dhyāna と言われていました。「静慮」を意味します。それは中国では、dhyāna の音写で「禅那」と言われ、さらに「那」の字を省いて「禅」となります。また、「禅」と「定」を複合させて、止行のことを「禅定」と呼びました。なお、釈迦は観行（観想、あるいは内観）によって悟りを完成したのですが、中国で「禅」と呼ばれるようになった仏教においても、「止」より「観」の方が重きをなします。

一方、キリスト教では、心の中に神のイメージを想い浮かべることを指して“meditation”と言います。これは「瞑想」と訳されることになりましたが、翻訳の次元から、言葉の混乱が派生しました。仏教の「禅定」も、また「観想」も巻き込んで一律に“meditation”という英語で括られたという第一の混乱、さらには「禅定」も「観想」も、「瞑想」と呼ばれるようになったという第二の混乱が起こったのです。以上、細かい説明になりましたが、このような事情を押さえておかないと、意味を見失います。「瞑想」とは、目をつぶって想いに耽ることですから、キリスト教の“meditation”の訳語としては、それでよいのでしょう。次に「禅定」を「瞑想」と呼ぶのは、意味においても実際においても、かなりの疑問を伴います。まして、釈迦がおこない、また禅で重んじられる「観想」は、明らかに意味が違う上に、瞑目して修するものではないので、「瞑想」ではありません。「観想」は英語では“contemplation”または“introspection”に当たります。

かくして禅と瞑想を結びつけるのは明らかに誤りです。座禅は、目を閉じず、見開きもせず、「半眼」でおこないます。自己と、外界の他者や事象とは、本来対立するものではないので、瞑目して自己を外界から遮断するやり方を採りません。目を閉じると妄想が湧き、魔境に入る、またその反対にあまり外界を見ると惑いが惹起される。そのために、半眼がよいとされています。自他を一如とする禅修行においては、禅定（止行）より観想が重んじられ、日常の行住坐臥のすべてが修行なのですけれども、座禅を修行の核として、随時そこからリセットをする点では、禅定を起点としていることがわかります。「己事究明《こじきゅうめい》」が禅の本来の課題とされ、道元も「仏道をならふといふは自己をならふなり」と言い、只管打坐《しかんたざ》を要としたことなどを考えても、禅は単に観想から大乗へと遠心的に広がるだけでなく、一方では禅定に戻って、自己を洗う心的作業を怠らないものであることがわかります。その意味で、他の宗派以上に、小乗を含みこんだ大乗仏教であると言えるでしょう。

さて「マインドフルネス」は、サンスクリット語で「サティ」と言われたもので、釈迦の教えに基づく「八正道《はっしょうどう》」のうちの第七の「正念」（今の内外の状況に正しく注意を向けて気づきの状態になること）に相当します。これは前述したサマタ（止行）に属すもので、その下位の代表的な項目です。つまりマインドフルネスは止行であり、禅との関係では「禅定」に当たりますから、その部分のみを禅と共有することになります。ただし、マインドフルネスを英語で“meditation”と呼び、日本語で「瞑想」と呼ぶならば、理解の混乱を免れません。マインドフルネスと、禅や森田療法との関係については論議が続くでしょうから、見守りたいと思います。強いて憶測で関係づければ、マインドフルネスは、埋もれている仏性や純な心を人工的に掘り起こすエクササイズなのでしょうか。

ところで、「精神医学」誌の二〇一二年四月号の中で、井上和臣先生がマインドフルネスに基づく認知療法（ＭＢＣＴ）についてのオピニオンを書いておられます。これを読んで気になったことが二点ありました。

まずひとつは、先生がこう述べておられることです。「MBCTが西洋から発信されたことに衝撃と無念を覚えた。南伝仏教がマインドフルネスには反映されていると後に聞き、北伝仏教の影響下にあるわが国の創意と力量の不足にいっそう唖然とした」。もちろんわが国は北伝の大乗仏教の国ですけれども、各宗派の仏教の中身には、大なり小なり小乗仏教が含まれています。各宗派が、それを公言することをいさぎよしとしないだけです。もっとも「瞑想」を強調すれば上座部仏教的になるでしょうが、仏教のルーツはすべて釈迦の教えに遡ります。釈迦の教えを守る「悟り」型の小乗仏教は、とりわけ禅の中に色濃く認められます。伝統的な森田療法は、禅の大乗的、かつ小乗的部分を継承してきました。それを国内の精神療法家の方々に伝えきれていなかったわけです。残念な思いです。しかし、わが国でのMBCTの行方はわかりません。

井上先生のご指摘でもうひとつ気になった点は、「(MBCTは)森田療法の絶対臥褥をほうふつとさせる」と書いておられることです。絶対臥褥の治療的意義について、森田は禅と関係づけてはいません。しかし、座して修する座禅に似た、臥位での禅、言わば臥禅とみなすことも可能です。けれども何かに注意を向けて「念ずる」エクササイズではなく、念は念でも雑念のままでよく、絶対的に無条件の心のままでいる体験をするのです。少なくとも観想的（内観的）な体験をする機会ではありますが、禅定の域にまで沈潜するのかどうか…。個々のケースによっても異なるでしょうが、ともあれ絶対臥褥とMBCTの比較研究は、する価値があるかもしれません。

## 5　おわりに

やや散漫になりましたが、波また波の流れについて書いてみました。新しい波が至れば、サイコセラピー間の比較対照をすることも、当然必要になります。ただ森田療法の原法に従事している者の立場から言えば、問題は、森田療法が、新しい波から、森田療法の中になかったものとして、何を学べるのだろうか、ということなのです。期待して新しい発見を待ちたいと思います。

# 第8章　森田療法に対するフランス人の視線
## ――今後の日仏交流のために――

### 1　森田療法の国際化における問題

日本における近年の森田療法は、国内の文化のめまぐるしい変化を背景に、さらには西洋の新しいサイコセラピーの影響の下に、外来中心に療法が拡散し、入院原法から遠ざかりつつあります。その流れを必ずしも安易に批判することはできません。それが、原法の本質を内に蔵した森田療法の不易流行の現象であれば、それも発展の姿なのですから。

またグローバル化の時代に、日本生まれの森田療法を海外に紹介する動きが進められています。もちろん森田療法の海外への紹介は、かなり以前からおこなわれてきましたし、さらに国際森田療法学会が定期的に開催されるようになり、成果が積み重ねられています。現に同じ東洋の中国や台湾などでは、森田療法が理解され、それが臨床的な診療に導入されるまでに至っています。

しかし、ここで考えさせられることがあります。森田療法が同じ極東の国々では、比較的に親和性を持たれる反面において、西洋の諸国の場合、私たち有志の紹介の試みにもかかわらず、かの地の精神療法家たちから違和感を持たれこそすれ、適切な森田療法理解を得ることには、必ずしも成功してはいないのです。これは偽らざる実状であり、ゆゆしいことだと思われます。それにはいくつかの事情があるでしょう。西洋の側に、日本文化への幻想的な誤解が先入観としてあること、そして今日においてもなお、東西の文化の深層に根本的に相容れないものが横たわっていること、などが考えられます。

しかしながら、西洋への森田療法の紹介が空砲の散発のようになってきた、言わば「私たちの失敗」の大きな原因は、実は日本の現代における森田療法事情と森田療法家たち自身が抱えている問題にあると、私は考えています。森田療法を西洋に紹介するに当たっては、森田正馬が創案した原法の森田療法を、紹介する当事者自身が体得的に我がものにしたその上で、思想的認識に昇華していなければ、森田療法の真髄を伝えることはできないでしょう。今日の日本において変貌した森田療法の内面には存続しているであろうと思いたい本質を見ずに、その表面だけを見ながら森田療法を西洋に伝えようとするならば、そのような試みは無益であり、有害でさえあります。まずは森田の原法の中にある本質を、知識の受け売りとしてでなく、経験的に会得したものとして伝えることが第一であり、今日的な応用的森田療法を伝えることは、必要ではあっても第二の課題に過ぎません。私たちは、このような物事の基本的順序を忘れがちになっています。本末を転倒していないいかと、自分の足下を見ながら、紹介の責を果たさねばならないのです。中国などに森田療法があまり齟齬や抵抗なく伝わったのは、共通する東洋的な文化的土壌に基づいて、事がうまく運んだからでしょう。僥倖とも言えます。

さてフランスへの森田療法の紹介活動に、これまでいささか携わってきた私自身、顧みればかなり無駄で無益な錯誤をしてきたことを、今更ながら苦く思い知らされています。このような紹介の仕方をすれば興味を引くという、あえて言うなら、受け狙いのこつさえ見当がつくようになりました。しかし受け狙い本位の紹介は、ひと時の、あるいは一場の甘い共感を喚起できても、相手の人たちへの浅薄な迎合の域を出ません。残るものがあるとすれば、相手の幻想が膨らむという罪な結果が生じることくらいです。私とて、そんなことばかりを繰り返してきたのではありません。しかし、振り返れば思い当たる節はあり、内心忸怩たるものがあるのです。

加えて相手の興味に訴える紹介では、真剣な討論にまで発展し得ません。語学力の壁もありますが、十分な対話をするモティベーションが高まりません。そのため、反応や反響を十分に吸い上げる機会にあまり恵まれないのです。私は紹介活動をしながらも、そんなうらみを抱えていました。

## 2　最近の私の国際交流

フランスに向けて、ややもすればパーフォーマンス的で、半ば不毛に近かった森田療法の紹介活動の期間を経て、最近私は、ＰＳＹＣＡＵＳＥ（プシコーズ）というフランス語圏の国際学会組織の人たちと交流しています。この組織には、雑誌、学会、そしてインターネットという三つの交流手段があり、私はそれらを活用して、折に触れて森田療法について、自分に見合った平易な表現で、しかし妥協なく療法の核心を述べる紹介をおこなっています。とりわけインターネットでの通信では、学会員の人たち—フランス人を主とする、フランス語圏の諸国の人たち—の反応をリアルに受け取ることができます。このような双方向的な交流は、斬新な体験です。そこで、この学会のインターネット上で直接間接に、岡本が紹介している森田療法に対して、書かれた意見を拾って、以下にそれらを断片的になりますが、紹介します。そのような声を手がかりに、彼らの森田療法への理解のし具合や反論を少し垣間見ることができるはずです。

発端となったのは、拙著『知られざる森田療法』[*1]のフランス語での記述の一部が抜粋されて、ネット上に紹介されたことでした。抜粋者は、プシコーズの組織の代表者で精神分析に造詣の深い精神科医師（ジャン゠ポール　ボシュア博士）で、当然ながら、森田療法は精神分析に相反するという記述部分が抜粋され、紹介されたのでした。それに対してネット上に次のような反応が現れました。

・フランスの精神科医師、Ａ氏　「森田療法は、われわれの文化とまるで違う極東の異文化の中にいる異人たちに特有の病理を治す療法のようだ」。

・スウェーデンの心理士、Ｂ氏　「サイコセラピーは数あれども、まったく異なるというものは、まずあり得ない。森田療法は行動療法や、また仏教に依拠している『アクセプタンス・アンド・コミットメント・セラピー（ＡＣＴ）』と類似している」。

・フランスの精神科医師、Ｃ氏　「岡本の言うことは現象学的だ」。

・カナダの精神医学教授（レイモン・タンピエ（Raymond Tempier）博士）「森田療法は内観療法と共に日本文化に根ざしたものであり、日本国外ではほとんど知られていない。また森田療法は禅哲学に通じるものなので、日本的な思想の脈絡のないところで適用することは困難である。この療法については、我らの盟友（筆者のこと）が、より詳細にわたって説明して、いかにしてそれが他国で適用可能であるかを、明らかにしてくれんことを。（…）今日、アメリカで「マインドフルネス」と呼ばれるサイコセラピーにおいても、仏教の影響は大きなものがある。この療法では、患者の感情を傾聴し、共苦するというが、これは精神分析における逆移の活用に近い。たとえ仏教が無意識の概念を否定しようとも、サイコセラピーにおいて無意識を否認するなら、それは東洋の精神科医の無知のなすところだと言わざるをえない。（…）また、東洋のサイコセラピーは、教育の形態を取ることが多く、「センセイ」と呼ばれる指導者が患者の取るべき行動を指揮する。概してアジアの患者たちは、医師の指示を仰いで行動し、医師から具体的な助言をしてもらえないと、「カウンセラー」のもとに走ったり、薬屋さんに頼ったりする。このように真の治療者の倒錯が起こりやすいのも、すべて文化的な問題に関わっている。（…）精神疾患の治療は、文化と切り離して考えられないものである。ちなみに森田療法なるものは、患者をして、少しずつ他者との強い絆の再構築を図らせるものである。日本文化における重要な価値基準は、他者との絆を大切にして、個人は集団に帰属する義務を負うことなのである。そしてその逆（集団が個に依存すること）はあり得ない。日本社会では、独立したひとりの個として生まれてきた子どもは、集団に従属するようにしつけられねばならない。それは個人主義や個人の自立と程遠いものである」。

以上のように、様々な反応が出現しました。これは先述の通り、学会の幹部が森田療法と精神分析の相違への論及を、拙著から抜き出して、学会のウェブサイト上に掲載した記事に、誘発された反応です。ネット上の一カ所で、火付け役が点火すると、風向き次第で火は思わぬ方向に燃え広がるものです。日本のことや森田療法についての、イメージのゲームの様相さえ呈しています。しかしスウェーデンの心理士は当たらずとも遠からずの見方をしてくれました。ちなみにこの一連のやりとりは二〇一一年におこなわれました。

カナダのレイモン・タンピエ教授は、日本の文化にかなり通じているらしい強者ですが、その知識はひと昔前に仕入れたような日本論であることが、あからさまに透けて見えます。そこに食い違いを覚えざるをえません。けれども、この方が一番の日本通のようで、こうして日本文化に関心を持って食い下がってきて下さるのが、何よりもありがたく、今後の交流で距離が縮まりそうで、このような人の存在に刮目しています。

さて出現した反応への反応として、私自身のコメントを書き送ったところ、それは学会ホームページに掲載されました。その私のコメントの要旨を、次に紹介しておきます。

……

何人かの方々から寄せて頂いた反響のうち、とくにレイモン・タンピエ教授は、サイコセラピーは文化の根底にあるものと不可分であることを指摘なさいました。それを卓見と受けとめて、西洋の精神療法家に違和感を覚えさせているであろう問題点に絞りながら、森田療法の要諦をざっと記すことにします。

### (1) 森田療法と禅

森田療法が禅の思想を吸収していることは明らかなことです。とりわけ京都の三聖病院は、禅的な色彩の濃厚な（あるいは濃厚過ぎる）病院であります。私はその病院に関わっている立場から、この病院の禅的な森田療法を紹介したのであり、その一端が突然皆様の目に触れました。そのために皆様の誤解を生んだかもしれません。森田正馬の思想に立ち戻って、この療法について記述を続けます。

とは言っても、そもそもこの療法は、神経症的な症状の除去を問題にしておらず、人間性の伸長を目指すものです。症状を取り除くためならば、薬物療法や行動療法や精神分析など、他の療法で足ります。神経症的な性質の人間には、成長したいという力が内在しています。なまじっか、その力が神経症的な葛藤を生みますが、何であれ森田療法はその力を重んじ、それを生かしてやろうとします。症状の除去は目標にはならないにもかかわらず、人間的に成長すれば、よろしき意味の副作用で、症状を治す課題は課題ではなくなるのです。

### (2)　森田療法における治癒と禅の悟りについて

禅では、迷いを解決すれば、その結果として悟りが生じるというような段階的な論理を有しません。悟りは迷いの道に咲く花だと言われます。悟りと迷いは、剥がし難い表と裏のような関係にあります。心は常に流動しているので、問題解決の対象にはなりえず、心に解決を得られないまま生きていくだけなのです。森田は、治癒を悟りと同一視しました。そして境遇に柔順に生きていくことを重要視して、「努力即幸福」だと言ったのです。

### (3)　無意識について

古来より仏教の叡智は、人間の意識界の深層には無意識があると教えています。無意識の最も根源的な要素は「種子」と言われます。いわゆる「仏性」なるものも「種子」に通じるとみなし得ます。森田は、「純な心」というものを提唱しましたが、これは森田が、精神分析を知らないままに、実は無意識に関わる産物を発見したと言えるのです。

### (4)　個人と集団

人間は、自立性を追求しながら、社会的集団に適応し、そこで体験したことを身につけねばならないという、二重の要請の下で成長し続ける存在者です。一見矛盾するかに見えるこの二重性の統合が、とくに思春期において重要な心的課題になります。自立への意志と集団への甘えの誘惑との葛藤は神経症を生みます。森田療法は、このような心的葛藤を心的レベルで解決せずに、その統合を助ける療法です。嵐に襲われても折れないしなやかな柳の木のように、自己の柔軟性を培って、現実に柔順に生きるように指導するのです。

以上、十分に意を尽くして書けませんでしたが、さらにご意見を頂ければ幸いです。　岡本

これに対して、フランス西部のアンジェの精神科病院の医師、ポール・マルキ（Paul Marquis）博士の寄稿文が学会のウェブサイトに掲載されました。それを要約して紹介します。

私は一九七九年に精神科医師になる学位論文でパロ・アルト学派のダブル・バインド理論について論じ、以来そのことに興味を抱き続け、パラドクシカル・アプローチによる治療をおこなっている者です。その関係から、森田正馬博士の前衛的な治療法に惹かれます。この偉大な治療者はその著作《SHINKEISHITSU》（『神経質ノ本態及療法』の仏訳本）に、ある症例について書いています。自分が衣服を買ったのに、万引きしてきたように思う恐怖から、それを着ることができない女性患者に対して、この治療者はいきなり彼女にその衣服を着させて、「悩むであろうがその覚悟で着続けよ」と恐怖に突入させたところ、彼女はその体験によって強迫観念から離脱してしまったということです。これこそ、経験に基づく偉大な逆説的療法だったのだと思います。

このように森田療法に深い関心を寄せてくれる人が、フランス国内にいるのです。ただし恐怖突入については、森田は『神経質ノ本態及療法』に書いてはいますが、行動療法における断行的訓練と紛らわしいところがあります。実際、森田の療法の深い本旨ではないために、以後彼は恐怖突入というレトリックをあまり用いなくなります。一方、ダブル・バイント理論に依拠する治療的な逆説法は、二重拘束に隷属しているととらわれを、言わば中和してしまうアプローチのようです。とらわれを二次要因と考える森田療法と、ダブル・バイントを一次要因とみなすパロ・アルト学派のアプローチには、相違点があると思われます。

ポール・マルキ博士は、引き続き個人的メールで、治療的な逆説的アプローチによって人間は自然に戻ることを力説してくれました。その紹介は省略します。

一方、私は逆説的な療法としては、むしろV・E・フランクルの逆説志向を視野に入れる必要があると考えて、森田療法とフランクルのロゴテラピーの対比について、一文を草して書き送りました。ここでは、それも略します。

ポール・マルキ博士からは、さらに便りが届きました。それは、精神科診療における“méditation”（メディタシオン。英語表記にして日本語読みすれば〝メディテーション〟）の活用の可能性についてです。彼はかつて、アラン・ワッツ（Alan Watts）の東洋的、禅的な、苦悩に対する逆説的な思想に関心を持っていたので、それを背景にパロ・アルト学派に傾斜していったのでした。そして現在は、精神科病院で、アルコール等の依存症の治療に当たっていて、その際〝メディタシオン〟を導入しているので、日本における知見や実績について知りたいというものでした。

禅に関心を持つフランス人は、禅と〝メディタシオン〟を同一視することが多く、それが私を悩ませます。キリスト教における神の下での〝メディタシオン〟、仏教の原点において釈尊が、ありのままに実相を観じた「観想（あるいは内観）」、上座部仏教における「瞑想」、禅における「黙想」、これらはフランス語ではすべて〝メディタシオン〟の一語になっています。〝メディタシオン〟という言葉を用いるフランス人に、その再定義をしてほしいと痛感しますが、臨床に導入する〝メディタシオン〟の意味はわからなくはありません。アルコール依存症者に対する療法としての〝メディタシオン〟は、わが国の内観療法に近いものを感じて、私はそのように答えておいたのでした。

以上のような、対話的な交流の他に、森田療法に対する辛辣な批判文が、学会のホームページに掲載されることもあります。アヴィニョンの精神科医師、ディディエ・ブルジョア（Didier Bourgeois）博士は二〇一二年に「エグザイル（異端）の病理」と題する講演をおこない、その中で森田療法や日本文化を激しい論調で批判しました。講演録から、その下りを要約して紹介します。

………………………………

森田療法は仏教や禅の影響によるもので、日本国内では馴染みがあるけれども、日本的な思想なくして外国では適用し難いのであれば、それは《日本人による日本人のための》療法であろう。森田療法では、何のために治療者と患者が、関係性を構築する共同作業をせねばならないのか？　アジアでは「センセイ」なる指導者が患者の行動を律すると言うが、それはまるで心か弱き者に崇拝される「グル」（導師）である。とくに七〇年代には、「グル」があちこちに現れたものだった。精神分析的素養のある慎重な治療者が、思いやりのある中立を保ち、患者の運命を侵すことのなきように慎めば、そのような関係が生じることはないのだ。

日本では、実存的な苦悩は、人間関係において最も深刻に表れるようである。対人交流の恐怖（タイジン　キョーフショー）は、他者に嫌悪感を与えることを恐れる自己臭恐怖や自己視線恐怖の症状の形を取って、しばしば出現する。もっと日常的にみられるのは、（地下鉄の中でマスクをかけるというような）他人への恐怖であるようだ。これは自己と他者の関係性に問題が存することを示す。かくして、モリタ（モジタ）療法は、患者に他者との強い絆を再構築させるものなのであろう。動物のような存在であった子どもは、集団に統合されることによって人間化される。それは現代の西洋の個人主義とは対極にあるものだ。集団は非人間的なものである。精神分析的な精神療法や、フレネの個性化教育のような自立を重んじる教育は、集団を誤りなく認識する力を養う。群集の中で個の自律性を保つのである。

森田療法と日本の病理は、数あるエグザイル（異端）の内に入るが、この病理は神経症でもなければ、精神病でもない。それは日本人の内なるエグザイルの病理である。つまるところ日本人の正常性の病理であり、正常化している規範が怪しい。これぞ真性の正常病である。

---

この毒ある語りは、少ない典拠に基づいており、ほぼ誤解と受け売りの羅列になっています。それでも、肯綮《こうけい》に当たる点があります。森田の名前が冠された療法名は特殊なものですから、冷ややかなフランス人から、「モリタ」を記号に貶められても致し方なく、むしろ文化結合的な症状を示

す「タイジン　キョーフショー」の記号内容の方が理解されやすいという始末です。そのため、この毒舌家は「モリタ」を「モジタ」ともじったのでした。また日本人の実存的な苦悩は、人間関係のレベルにあるという指摘も（受け売りでしょうが）鋭く的を射ています。「レゾン・デートル（存在理由）」が世間との関係に左右される日本人の生き方は、今日においてもなお根強く残っています。

他者であるフランス人は、良かれ悪しかれ、必ずしも日本を的確に理解してくれません。森田療法に対して好奇心が向けられる反面、拒否反応が出るのも当然のことです。歯に衣着せぬ反論を受けて、それを糧にすることもできるはずです。

## 3　やりとりから見えたこと

ＰＳＹＣＡＵＳＥ（プシコーズ）というフランス語圏の組織との、森田療法をめぐるたったひとりでの交流を、以上に具体的に紹介しました。なにがしか、そこから読み取っていただけたものがあろうかと推測します。グローバル化の時代に、グーグルの地図上に居るかのような錯覚に陥りながら、異国の異文化の方々を相手に、物怖じせずにたどたどしい交流をしている自分がいました。そして今も危なっかしいことをし続けています。

ただ、いつの間にか、双方向的な交流をしている自分に気づきます。森田療法についてのこれまでのフランスとの交流は、私の知る限り、実際には交流の手前での一方通行的な紹介にとどまっていたようでした。インターネットのヴァーチャル空間を頑なに嫌っていた自分でしたが、いやいやながらツールとして受け入れざるを得なくなっています。ヴァーチャル空間から、現実の場に着地して交流する可能性を、十分に期待することができます。まずは、一方向的な紹介から、双方向的な交流へ。これは不可欠で、かつ可能な課題です。

たとえば、先の毒舌精神科医のブルジョア博士は、日本人における実存的苦悩は人間関係の中にあると、いみじくも言いました。私はそれを受けて、遅ればせながら問い返す魂胆を持っています。フランス人にとって実存的苦悩とは何であり、それにどう対処しているのかと。仏教からすれば、もちろんそれは「苦」の問題です。森田療法の場合、この療法は仏教や禅とは別物だとみなす向きがありますし、あってもよいのでしょうが、では森田療法は実存的な苦悩にどう立ち向かうのか、確固たるものが内側から求められるでしょう。日本人のわれわれは、単なる「モリタ」という記号と関わっているのではないのです。

双方向的な討論の次なる課題は、実践における適用です。これは受け手の文化的土壌に関わります。その土壌が、森田療法的な、あるいは森田的なものを潜在的に渇仰しているのかどうかによることです。無理な布教的活動もしなくてよいと思っています。

〈文献〉

＊1　岡本重慶『知られざる森田療法―日仏交流の軌跡―』北樹出版、二〇〇七

# 結び——自問自答する森田療法——

森田正馬が二〇世紀の初期にこの療法を確立してから、かれこれ百年になります。西洋の精神療法の導入に明け暮れていた時代を経て、森田療法は改めて見直されるようになり、二一世紀の今日、森田療法はメンタルヘルスの貴重な智恵として、徐々に市民の間に浸透するようになっています。また、道半ばですが、国際化の途を辿りつつあります。このような成果が進行している過程で、その中核にあるわが国の森田療法は、厳しい現実に直面しており、模索が続けられているのです。森田療法の原法の病院に比較的長年にわたって関わって、その立場から近年の森田療法の流れを見つめ、体感的に考え続けている者として、森田療法の今日と明日への課題について述べておくことにします。

森田療法の診療をする者は、その診療に責任を負わねばなりません。森田療法を普及させる者は、その普及に責任を負わねばなりません。森田療法を愛する者は、その愛に責任を負わねばなりません。世の中から注目されている森田療法は、自らに対して厳しさを忘れず、自分を問い、自分を磨かねばならないと思うのです。森田療法の原点は森田正馬による着想と診療実践にあったことは言うまでもありません。では森田療法は、森田正馬が、まったく新たに発明し創始したものでしょうか？　単なるそのようなものではないのです。そのようなものだと考えるならば、そこにはやや誤解があります。森田療法は、人間が生きる智恵であり、生きること、そのものです。古くより日本文化の土壌の上に培われてきた東洋的な智恵でした。森田は、当時の「神経衰弱」を「神経質」と呼び換えて、その医学的治療法であることを表に出しながら、同時に人間が実存的に体験する苦悩をそのまま苦悩として、ひたすら人間として生き抜くことを教えました。神経質の治療としての彼の指導と、苦を苦として生きるという仏教に通じる思想は、もちろん通底するものでしたが、森田は両者を峻別せずに、混ぜ合わせて説いていました。前者、つまり神経質の療法は医療に属しますが、後者、つまり苦を生き抜く教えは、療法というよりも、人間の覚悟であり、生活それ自体のことです。前者は前者に限定されかねませんが、後者は前者をも包摂します。それゆえ、森田療法の真骨頂は、後者の方にあると言ってよいでしょう。禅にも通じるのは、療法のこの真骨頂の部分です。

森田が、神経質の医学的治療を表面に出したのには、彼なりの事情がありました。まず彼自身が「神経衰弱」（当時の病名）に悩んだ体験を契機に、それを生かして神経質の療法の確立に辿り着いたのでした。もうひとつは、医学として認知されるには、神経質の療法であることを表看板にする必要があったのです。かくして森田の真の思想は、随所で述べられているものの、表向きは「療法」を論じている語りの底流の部分に沈められています。ちなみに森田は、釈尊は神経質の大偉人であったと言っています。そんな奇妙な診断をしたところに、森田が神経質の療法という建て前にこだわりながらも、釈尊が開悟した仏教思想に、ひとかたならず共鳴していたことがわかります。ですから私たちは、森田療法をもっと深読みせねばなりません。そして森田の思想を味わえば、それは森田以前に遡る先人たちの叡智の凝縮であることがわかります。森田はその叡智の再発見者として、悩める後世の者たちにそれを伝えてくれたのです。一見、療法の形を取りましたが、森田の療法に込められたものは、人間の生き方の追求そのものにほかならなかったのです。「事実唯真」と森田は言いましたが、その教えには深みがあります。境遇を問わず、条件を問わず、すべての人間にとって生活が事実であり、事実であるがゆえに真実なのです。不条理を嘆いても、虚飾を求めても、「あるがまま」、「ありのまま」に回帰せざるを得ません。所与の条件下で運命を拓り開いていくところに、妙味もあれば辛さもあります。生きていれば、忍耐は必要なのです。

素朴だけれど、現代人には厳しいこのような森田療法の本質を、私たちはともすると見失いがちになっています。人の子ならば、不安や恐怖から逃れて安心を得たいのは人情です。神経症の診療レベルでは、不安などの症状除去の希求に迎合して、薬物療法を筆頭に、症状を治す療法やカウンセリングが市中に溢れています。そんなご時世にあって、時流の誘惑に負けることなく、即席の症状除去治療では済まないものに対応する治療者として、居続けることが必要です。症状を治す療法のアンチテーゼであり続けることが必要です。それが森田療法の責任であり、森田療法家の本懐です。

しかしながら、森田療法家は、森田療法家としての自負やアイデンティティを持ち過ぎてもいけません。森田療法に陶酔して、悩める人を呼び込む誘惑者になってはいけないのです。心か弱き人たちから、もし導師のごとく崇拝されるならば、不健全な関係の発生に気づいて、関係を修正する必要があります。森田療法の治療関係は、健全なパターナリズムにありますが、共依存のような閉じた関係に陥ることは厳に慎むべきです。そのような関係においては、治療者、患者ともに、成長を停止します。そもそも森田療法は、禅と同様に自由に生きることを追求するものです。もし森田療法家が森田療法にとらわれ、森田療法を生きがいにしたら、奇妙なパラドックスが起こります。彼は森田療法から自由になってもよいのです。

いずれにせよ、森田療法は、診察室や診療機関内でしか成立しないものではなく、実際はその逆で、日常生活や社会生活の中で、森田療法という療法名すら忘れられて、生き生きと体験されるものです。

森田療法の原法の病院が滅びたら、森田療法が滅びると、危惧している人たちもいます。原法のシンボルのような古色蒼然としたたたずまいの病院が終焉を迎える時、森田療法の世界には、ある種の喪失感が漂うかもしれません。確かに原法の治療構造には、なんとも言えない面白みがありま す。しかし病院がなくても、人間は森田療法的に生きるほかないものです。病院は、「かわいそう」な「歌を忘れたカナリア」のような、生き方を忘れた人たちが立ち寄るところです。病院がなくても、社会生活という大きな森田療法の場に、あるいは日本列島という神経症病棟に入院していればよいのです。カナリアが歌を思い出すように、人間は生き方を思い出すでしょう。

そう考えると、市民の社会生活の場、あるいは日本列島という神経症病棟に向けて、森田療法を普及させ、メンタルヘルスについての認識を高める活動も意義あることになります。ただし、ことは神経症に関しては、知識が神経症を生む面もありますから、メンタルヘルスの認識の向上は両刃の剣ともなりえて、微妙な問題を含みます。神経症は予防できませんし、予防する必要もありません。

森田療法を教育に活かす必要性についても、改めて一言しておきます。森田正馬は、神経質の療法についての著作で学位を取得した人でしたから、神経質の療法の面ばかりが注目されがちです。しかし、この療法は、そのまま教育にも繋がるものでした。我に執している状態から解脱させ、新生した自分で素直に感じ、考えて自由に生きるように導くのです。それが治療であり教育でもあるのです。モンテッソーリやフレネの教育に通じるので、その点は目新しくはないかもしれません。けれども、子どもの教育もさることながら、大人たちが森田の思想を受け入れて森田的に生きることが望ましく、それは人間の自己教育に当たります。森田的に生きることが、教師の自己教育に生かされるとよいと、かねてより考えています。サイコセラピーの領域においても、森田療法、あるいは森田的生き方は、他の療法との比較を論ずることよりも、すべてのサイコセラピストの自己教育として生かされてしかるべきものだというのが、私の持論です。

さらに、最近痛切に思うことがあります。それは森田療法と社会との関係についてです。もとより神経症の治療は、診察室内での営みや、自助組織の中での助言によって、完結するものではありません。森田療法の治療者も当事者も、療法であることにこだわらず、なぜもっと行動的に社会に関わらないのだろうか。エンゲージしてこそ生きた森田療法なのに。自分の反省も込めて、そのように思います。森田療法に従事している人たちは、大抵、大小の複数の集合体に属しています。そして集合体によりますが、概してそれが自己完結していて、その外部の社会に向かって歩を踏み出さない傾向があるようです。私の印象の域を出ませんが、森田療法の「むら」が、神経症的に「むら - 自己」を形成して、その自己を閉ざしているかのようです。「むら」に対して強い所属意識を持っていない少数の一部の自由人には、森田療法の延長として、自発的にボランティアなどの形で、社会参加をしている方もおられるようです。

フランスの毒舌精神科医がやみくもに放った毒矢は、案外私たち自身に当りました。森田療法に人間の本物の生き方を見いだし、森田療法を愛するならば、「むら - 自己」的な自己愛から脱して、随所で主体的に生きねばならないでしょう。

本当の森田療法は、森田療法の彼方にあるように思われるのです。

# あとがき

平成二六年の晩夏、秋の気配を感じながら、本書の「結び」の文章を綴りました。その中に私は書いていています。「原法のシンボルのような古色蒼然としたたたずまいの病院が終焉を迎える時、森田療法の世界には、ある種の喪失感が漂うかもしれません」と。

「終焉」は、現実のドラマとして、既にその夏から静かに私の足下で始まっていたのです。三聖病院は、年末をもって正規の診療を閉じることになりました。それを知ったのは、一〇月の声を聞いてからのことでした。

大正一一年に三聖医院開院、昭和二年に病院となる。同年に生まれた二代目院長と共に齢を重ねて、病院も八八年の米寿を迎えんとするところでした。

「生死事大、無常迅速、光陰可惜、時不待人」。これは、入院中に日課の時を告げるために、修養生（入院患者さん）が日夜叩く板木に墨書された言葉です。森田療法史上に灯り続けてきた原法の病院の炬火が消える。無常を感じるその時に、折しも本書を上梓させて頂くことになった奇縁を感慨深く思います。

本文第8章では、フランス側との筆者自身の交流体験から、森田療法に対する彼らの種々の見方について、書き下ろしました。そこで紹介したフランス語圏精神医学組織、ＰＳＹＣＡＵＳＥ（プシコーズ）から、二〇一四年の国際学会を京都でという要請があり、私は一〇月末にその開催を引き受けていました。学会日程には、外国人たちの三聖病院訪問も組み入れていました。病院閉院の決定を知ったのは、その学会の直前のことです。やがて約四〇人の外国人たちを京都に迎えましたが、彼らには病院の状況を、あえてそのまま伝えたのです。予期せずして、あなた方は海外からの最後の病院訪問者となり、森田療法の歴史が動くその立ち会い人になるのだということを。

病院訪問に際しては、院長への質問の機会を設けました。ところが、至近距離まで来ていながら、彼らは一向に院長を射抜くような矢を放ちません。院長のみならず、私に対しても反応の矢を向けません。古都の観光気分が彼らを退行させたのか。消えゆくものとの対決を回避したのか。ともあれ海の向こうから射る人はいても、上陸して矢を放つ人はいなかったのです。彼らの反応については、なおも事後の分析を要します。この学会の成果については、機関誌ＰＳＹＣＡＵＳＥの二〇一五年秋号を日本特集号として、そこに掲載されることになります。

本書が日の目を見る頃、長いお勤めを終えた三聖病院は、おそらくまだその外観をとどめています。しかし、予想外のことが起こらなければ、春の訪れを待たずして、病院は地上から姿を消す運命にあります。

本書の表紙には、この病院内に長年の間掲げられていた森田正馬の肖像画を使わせていただきました。正確には森田正馬の写真の模写で、絵の裏面には、「森田正馬先生之像　昭和二十八年七月吉日　桐村義治　寫」とあります。先代の宇佐玄雄院長の時代に入院した、当時既に高齢だった桐村という画伯の作品です。六〇年余り前に寄贈されたもので、ご遺族の所在も不明にて、このまま使用して差し支えないと院長も判断してくれました。この絵が、京都における森田療法の歴史を思い出させる、ひとつのよすがになればと思います。

また、関西の創元社が本書に理解を示して、出版を手がけて下さったことを望外の喜びとしています。かつて「生活の発見会」の命名にゆかりある林語堂の『生活の発見』が刊行されたのも、創元社からでした。このたび、本書が世に出るのは、とりわけ編集部の柏原隆宏氏から随時的確なご助言をいただいたお蔭であることを最後に記して、謝意を表します。

平成二六年　師走に記す

岡本重慶

**岡本重慶**（おかもと　しげよし）

医学博士、精神科専門医、精神保健指定医、日本森田療法学会認定医
1965年　京都大学医学部卒業
1984年～1985年　サンタンヌ病院・パリ心身医学研究所に、文部省在外研究員として留学
いくつかの病院勤務を経た後、
1996年　兵庫県立姫路短期大学名誉教授
1996年～2008年　佛教大学教育学部教授（大学院で森田療法を講じる）
2012年より　京都森田療法研究所　主宰
森田療法については、1974年より、三聖病院非常勤医師として、約40年間禅的な森田療法に従事
主な著訳書　『知られざる森田療法』（単著）北樹出版
『器質・症状性精神障害』（分担・共著）中山書店
『絵とき精神医学の歴史』（共訳）星和書店
『大学生の情緒問題』（共訳）文光堂、ほか

---

忘《わす》れられた森田療法《もりたりょうほう》
歴史《れきし》と本質《ほんしつ》を思《おも》い出《だ》す

二〇一五年二月二〇日　第一版第一刷発行

〈著　者〉岡本重慶
〈発行者〉矢部敬一
〈発行所〉株式会社　創元社
本　社　〒五四一-〇〇四七　大阪市中央区淡路町四-三-六
電　話　〇六-六二三一-九〇一〇(代)
ＦＡＸ　〇六-六二三三-三一一一(代)
東京支店　〒一六二-〇八二五　東京都新宿区神楽坂四-三　煉瓦塔ビル
電　話　〇三-三二六九-一〇五一
http://www.sogensha.co.jp/
〈印刷所〉亜細亜印刷　株式会社
装丁・本文デザイン　長井究衡

 ISBN978-4-422-11586-3 C3011